Was Sie schon immer über Weihnachten wissen wollten

What You always wanted to know about Christmas

SUTTER-GRUPPE

Impressum

Idee und Gesamtkoordination:
Juliana Fernandes

Konzeption und Text:
Manuel Hessling

Recherchen:
Sarah Bonn, Juliana Fernandes,
Manuel Hessling

Rezepte:
Kurt Rossenrath

Übersetzung:
Linguistisches Institut, Essen

Gestaltung:
Ethel Knop und Markus Hennig

Druck und Einband:
DZS Druckzentrum GmbH
Bamlerstraße 20
45141 Essen

Verlag:
A. Sutter GmbH
Bottroper Straße 20
45141 Essen

Erstausgabe:
November 2003

Auflage:
3.600

Imprint

Idea and overall coordination:
Juliana Fernandes

Conception and text:
Manuel Hessling

Research:
Sarah Bonn, Juliana Fernandes,
Manuel Hessling

Recipes:
Kurt Rossenrath

Translation:
Linguistisches Institut, Essen

Design:
Ethel Knop and Markus Hennig

Print and cover:
DZS Druckzentrum GmbH
Bamlerstraße 20
45141 Essen

Publisher:
A. Sutter GmbH
Bottroper Straße 20
45141 Essen

First edition:
November 2003

Copies:
3,600

Verzeichnisse sind unsere Leidenschaft

Einem etwas anderem Nachschlagewerk haben wir uns in diesem Jahr zu Weihnachten gewidmet. Obwohl – oder vielleicht auch gerade weil – wir uns in unserem Tagesgeschäft auf das Verlegen und die Vermarktung von Gelben Seiten, Telefonbüchern, Messekatalogen und Branchennachschlagewerken spezialisiert haben, war es für uns eine besonders reizvolle Herausforderung, zu Weihnachten ein Nachschlagewerk ganz anderer Art herauszugeben. Dieser Aufgabe haben wir uns gerne und mit großer Begeisterung gestellt.

Vor Ihnen liegt nun das Sutter-Weihnachtslexikon, das allerlei Wissenswertes rund um das Weihnachtsfest in Deutschland – einem Herkunftsland vieler weihnachtlicher Traditionen – erklärt: die Herkunft der Weihnachtsgeschichte aus den Evangelien von Lukas und Matthäus im Neuen Testament der Bibel; die älteren Riten der Römer (Saturnalien) und Germanen (Raunächte), die in unsere heutigen Weihnachtsbräuche ebenfalls Eingang gefunden haben; den Ursprung jüngerer Traditionen, vom Dreikönigstag bis zum Weihnachtsmann; das mit dem Geburtsfest des Jesus von Nazaret verbundene deutsche Liedgut; die landes- und jahreszeittypischen Koch- und Backrezepte; und schließlich finden auch die modernen Sitten (und Unsitten) – von der Bescherung unterm Christbaum bis zum Umtausch nicht willkommener Präsente – angemessene Berücksichtigung.

Wir hoffen, dass Ihnen diese kleine Enzyklopädie zum schönsten, manchmal aber auch sehr anstrengenden Fest des Jahres neue Einsichten über die Wurzeln unserer heutigen Weihnachtsbräuche vermittelt – und dass Sie dem vorliegenden Buch den einen oder anderen praktischen Tipp entnehmen können, damit die nun beginnende Advents- und Weihnachtszeit für Sie und Ihre Familie eine Zeit des Friedens, der Freude und der Besinnung auf den eigentlichen Gehalt dieses Festes wird.

Ihr Christian Sutter   Ihr Martin Sutter

Directories are our passion

This year, we dedicated Christmas to a slightly different work of reference. Although – or maybe even: because – our daily business specializes in publishing and marketing Yellow Pages, telephone books, trade show catalogues and classified directories it was a particularly stimulating challenge for us to publish a totally unusual kind of directory at Christmas. And we took on this task with great pleasure and boundless enthusiasm.

You are looking at the Sutter Christmas Lexicon which explains many things worth knowing about the festive season in Germany, a country that has produced many Christmas traditions: it details the origin of the Christmas story from the gospels of Luke and Matthew in the Bible's New Testimony; the ancient rites of the Romans (Saturnalia) and Germanics (the Twelve Nights) which have equally entered today's Christmas customs; the source of more recent traditions, ranging from the Day of the Three Kings to Santa Claus; German songs linked to the birth festivities of Jesus of Nazareth; typical national and seasonal cooking and baking recipes; and finally, we have also given adequate consideration to contemporary traditions (or lack thereof) – from the giving of Christmas gifts underneath the Christmas tree, to exchanging unwelcome presents.

We hope that this small encyclopedia on the year's most wonderful, even if at times most demanding season will help you gain a new insight on the roots of modern Christmas customs – and that it will provide you with the occasional practical piece of advice, to ensure that the imminent Advent and Christmas season will be a season of peace, joy and reflection about the actual meaning of these celebrations for you and your family.

Yours, Christian Sutter   Yours, Martin Sutter

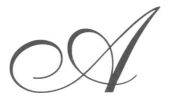

Advent, von lat. adventus, „Ankunft": Die Adventszeit mit vier Adventssonntagen bereitet auf die Ankunft Christi vor. Mit dem 1. Advent beginnt das Kirchenjahr. Die vier Wochen vor Weihnachten stehen symbolisch für die 4000 Jahre von der Schöpfung der Welt bis zur Ankunft des ↗**Messias**. Die Ursprünge der Adventsliturgie gehen auf Papst Gregor I. (*540 †604) zurück, endgültig festgelegt wurde sie für die gesamte Christenheit durch Papst Pius V. (*1504 †1572). Nur die Mailänder feiern bis heute sechs Adventssonntage. – In katholischen Gebieten galten in der Adventszeit Fastengebote.

*Engl.: **advent**, from lat. adventus, "Arrival": The Advent season with four Advent Sundays prepares for the coming of Christ on earth. The 1st Advent starts the ecclesiastical year. The four weeks before Christmas symbolize the 4000 years from the creation of earth to the arrival of the Messiah (↗**Messias**). The origins of the Advent liturgy date back to Pope Gregory I. (*540 †604), and were finalized for the whole of Christianity by Pope Pius V. (*1504 †1572). Only the Milanese celebrate six Advent Sundays until this day. – In catholic areas the commands of fasting applied during the Advent season.*

advent calendar ↗**Adventskalender**

Adventskalender, wohl protestantischer Herkunft; überbrückt heute die 24 Tage vom 1. Dezember bis Weihnachten und mäßigt so die Ungeduld besonders der Kinder in Erwartung der ↗**Bescherung**. Ursprünglich sollten damit

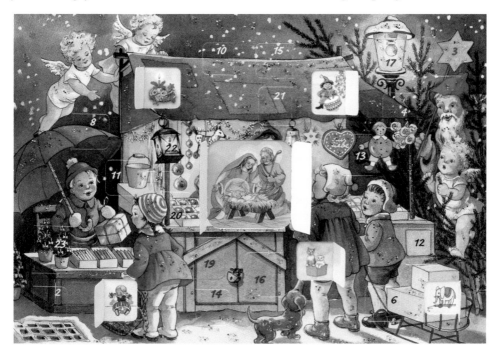

die Kinder durch tägliche kleine Gaben zu besonderer Folgsamkeit in der Adventszeit angehalten werden, denn Sünden in diesen heiligen Tagen galten nach kirchlichem Recht als besonders verwerflich; und selbst nach weltlichem Recht wurden in der Adventszeit begangene Vergehen härter bestraft. Der erste gedruckte Adventskalender mit 24 Türchen, hinter denen sich zunächst nur Bilder verbargen, kam Anfang der 20er-Jahre des vorigen Jahrhunderts in München auf den Markt. Seit Mitte der 60er-Jahre werden brave Kinder mit formgegossenen Schokoladentäfelchen verwöhnt. In neuester Zeit konkurriert der virtuelle Adventskalender im Internet mit den traditionellen Formen.

Engl.: **advent calendar**, *of seemingly Protestant origin; today covers the 24 days from December or until Christmas and checks the impatience in particular of children anticipating the ↗Bescherung, or the giving out of Christmas presents. Originally children were to be encouraged by the small gifts presented to them every day to be particularly obedient, as sins committed during these holy days were deemed highly reprehensible according to ecclesiastical law; and even according to worldly law offences committed during the Advent season were punished more severely. The first printed Advent calendar with 24 windows behind which there were only images at first, was launched on the Munich market in the early 20s of the past century. Since the mid-60s good children are spoilt with small molded chocolates. Most recently the virtual Advent calendar on the Internet has been competing with traditional versions.*

Adventskranz, kreisförmiger Ring aus Tannenzweigen mit vier Kerzen, von denen am 1. Advent eine, an den folgenden Adventssonntagen je eine weitere entzündet wird. Der erste Adventskranz war ein Holzreif, den der evangelische Theologe JOHANN WICHERN (* 1808 † 1881) um 1840 im Betsaal des „Rauen Hauses" in Hamburg-Horn aufhängte, einer Anstalt zur Betreuung der sittlich gefährdeten männlichen Jugend. Dieser Prototyp hatte noch 24 Kerzen und war insofern ein Ableger des ↗**Adventskalenders.** Weil den Jungen dieser Holzreif so gut gefiel, schmückten sie ihn erstmals 1851 mit Tannenzweigen. Für die weitere Verbreitung in Deutschland sorgten die im „Rauen Haus" ausgebildeten Hausväter, nach dem Ersten Weltkrieg auch die Anhänger der Jugendbewegung.

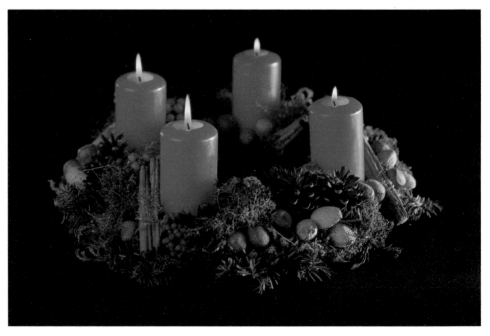

Ein Adventskranz mit vier Kerzen hing erstmals 1925 in einer katholischen Kirche in Köln. Inzwischen erfreut sich der Adventskranz weltweiter Beliebtheit als unverzichtbarer Bestandteil des weihnachtlichen Zimmerschmucks.

Engl.: advent wreath, round garland made of fir-tree branches, holding four candles, one of which is lit on the 1st Advent and the remaining on the respectively following Advent Sundays. The first Advent wreath was a wooden ring which the Protestant theologian Johann Wichern (*1808 † 1881) put up in the hall of prayers of the "Raues Haus", an institution supporting male youngsters morally at risk, in Hamburg in 1840. This prototype still had 24 candles and was thus an offspring of the Advent calendar (↗Adventskalender). Because the boys liked this wooden ring so much, they decorated it for the first time in 1851 with fir branches. The further spread in Germany was ensured by the house-fathers trained at the "Raues Haus", and after World War I also by the followers of the [German] youth movement. An Advent wreath with four candles was put up for the first time in a Catholic church in Cologne in 1925. By now the Advent wreath enjoys worldwide popularity as an indispensable item of home Christmas decoration.

advent wreath ↗Adventskranz

Alle Jahre wieder, dt. ↗**Weihnachtslied**. Der Text von 1837 stammt von dem Fabeldichter WILHELM HEY (*1790 †1854):

(1) Alle Jahre wieder,
kommt das Christuskind
auf die Erde nieder,
wo wir Menschen sind.

(2) Kehrt mit seinem Segen
ein in jedes Haus,
geht auf allen Wegen
mit uns ein und aus.

(3) Steht auch dir zur Seite
still und unerkannt,
dass es treu dich leite
an der lieben Hand.

Seine anhaltend große Beliebtheit verdankt das Lied wohl der volkstümlichen Vertonung von 1842 durch den Tübinger Musikdirektor FRIEDRICH SILCHER (*1789 †1860), von dem auch so bekannte Volkslieder stammen wie *Ännchen von Tharau* und *Ich weiß nicht, was soll es bedeuten*. – Übrigens wird die dritte Strophe in neuerer Zeit häufig auch in der ersten Person gesungen:

(3) Steht auch mir zur Seite
still und unerkannt,
dass es treu mich leite
an der lieben Hand.

Reine Spekulation bleibt allerdings die hieraus abgeleitete Schlussfolgerung, dass auch das „Fest der Liebe" inzwischen dem Egoismus zum Opfer gefallen sei.

Engl.: Germ. Christmas carol (↗ Weihnachtslied). The lyrics dating from the year 1837 were written by Wilhelm Hey (*1790 †1854), a writer of fables:

(1) Every year / the Christmas child / cometh to earth / where we are. (2) With its blessings / it enters every home, / and joins us / wherever we go. (3) Is also by your side / quiet and unknown / for it faithfully guides you / by the loving hand.

The carol owes its sustained recognition to the popular music written in 1842 by the Tübingen musical director Friedrich Silcher (*1789 †1860), who also wrote such well-known folk-songs like Ännchen von Tharau and Ich weiß nicht, was soll es bedeuten. – In more recent times, the third verse is frequently sung in the first person:

(3) Is also by my side / quiet and unknown / for it faithfully guides me / by the loving hand.

However, the conclusion drawn from this that the festivities celebrating love by now have fallen prey to selfishness remains genuine speculation.

angel ↗Engel
anticipation ↗Vorfreude
aroma ↗Duft

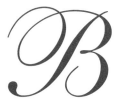

backen, das Garmachen von Teig im Backofen bei trockener Hitze. Die traditionelle Weihnachtsbäckerei geht auf die mittelalterlichen Klöster zurück, in deren Gärten schon früh heimische Kräuter und orientalische ⌐**Gewürze** kultiviert wurden. Dort entstanden Backwaren wie Pfeffer- und ⌐**Lebkuchen,** zunächst als Arzneimittel. Typisch deutsche Erzeugnisse der Weihnachtsbäckerei sind ⌐**Christstollen,** ⌐**Pfeffernüsse,** ⌐**Printen,** ⌐**Spekulatius,** Vanillekipferln und ⌐**Zimtsterne.** – Die mit dem Backen verbundenen Gerüche sind auch heute noch, da man diese Leckereien sämtlich fertig abgepackt, z. B. auf jedem ⌐**Weihnachtsmarkt,** kaufen kann, unentbehrlich für das Aufkommen echter ⌐**Weihnachtsstimmung.**

*Engl.: **bake,** the cooking of dough in an oven under dry heat. Traditional Christmas baking goes back to medieval monasteries where gardens grew domestic herbs and oriental spices (⌐Gewürze) at an early stage. Bread, cakes and pastries produced there such as Pfefferkuchen and ⌐Lebkuchen, both variations of gingerbread, were originally intended as medicine. Typical German products of Christmas baking are Christmas loaf (⌐Christstollen) ⌐Pfeffernüsse (gingerbread cookies) ⌐Printen (oblong spicy cakes) ⌐Spekulatius (spiced almond cookies), Vanillekipferln (sweet baked crescents covered in vanilla sugar) and ⌐Zimtsterne (cinnamon stars). – The aromas associated with baking remain until this day indispensable in creating a genuine Christmas atmosphere (⌐Weihnachtsstimmung), as these dainties can be bought ready-packed, for example at every Christmas fair (⌐Weihnachtmarkt).*

bake ⌐**backen**

Barbara, St., gehört zu den 14 Nothelfern, Schutzheilige u. a. der Bergleute; Gedenktag: 4. Dezember (⌐**Kalender**). BARBARA wurde im 4. Jh. n. Chr. als Tochter eines reichen Kaufmanns am Marmarameer geboren. Der Legende nach bekannte sie sich gegen den Willen ihres Vaters zum Christentum und wurde schließlich von diesem enthauptet. Kirschzweige, die am Barbaratag abgeschnitten und in eine Vase gestellt werden, sollen pünktlich zu ⌐**Heiligabend** erblühen und verheißen dann Glück bei der Suche nach einem Lebenspartner.

*Engl.: **Barbara, St.,** is one of the 14 Holy Helpers, patron saint also of miners; day of remembrance: December 04 (⌐Kalender). Barbara was born in the 4th century AD as the daughter of a wealthy merchant near the Sea of Marmara. Legend has it that she professed her Christian faith against her father's will and that in the end he beheaded her. Cherry-tree branches which are cut and placed into a vase on St. Barbara's Day are to bloom on time for Christmas Eve (⌐Heiligabend) and are to promise happiness in the search for a new companion.*

Bescherung, heute neben dem ⌐**Weihnachtsmahl** der eigentliche Höhepunkt des Weihnachtsfestes im Familienkreis und als solcher kritischer Gipfel der ⌐**Weihnachtsstimmung.** Die Teilnehmer beschenken sich gegenseitig (⌐**Geschenk**) und erfüllen einander dadurch (vermeintlich) lang gehegte Wünsche, im Idealfall in Gestalt einer positiven ⌐**Überraschung.** Kritisch, weil stets am Rande einer möglichen ⌐**Katastrophe** balancierend, ist die Bescherung aus vielerlei Gründen. Erstens gilt es, den jüngsten Teilnehmern die Illusion zu bewahren, die Geschenke kämen nicht von den Erwachsenen, sondern vom ⌐**Christkind** oder ⌐**Weihnachtsmann** (⌐**Wunschzettel**). Zweitens muss vermieden werden, dass sich Geschenk und Gegengeschenk im materiellen oder ideellen Wert zu sehr unterscheiden. Ist dies doch der Fall, sind drittens alle Anzeichen von Enttäuschung

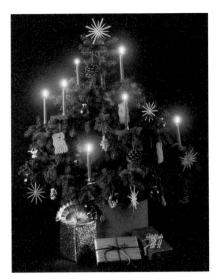

(↗**Tränen**) unbedingt zu unterdrücken. Ironisch nennt man das Misslingen eines oder mehrerer dieser Vorhaben auch „eine schöne Bescherung".

Engl.: The giving of Christmas presents; these days, in addition to the Christmas dinner (↗Weihnachtsmahl), it is the actual highlight of the Christmas festivities, spent with the family and as such constitutes the critical summit of the Christmas atmosphere (↗Weihnachtstimmung). The participants give one another a gift (↗Geschenk), thereby (supposedly) fulfilling long held wishes, ideally in the form of a positive surprise (↗Überraschung). The Bescherung is critical for many a reason, as always balancing on the brink of a possible catastrophe (↗Katastrophe). First of all the aim is to uphold the illusion for the young ones that the gifts are not gifts from the grown-ups, but from the Christ-child (↗Christkind) or from Santa Claus (↗Weihnachtsmann) (↗Wunschzettel/wish list). Then it must be avoided at all cost that the material or non-material value of the gift given and the gift received does not differ too greatly. However, if this is the case, all signs of disappointment (↗Tränen/tears) must be suppressed. Ironically, the failure of one or several of these projects is also termed a "schöne Bescherung", meaning a fine mess.

Bethlehem, die Stadt DAVIDS in Judäa, ursprünglicher Herkunftsort ↗**Josefs** aus ↗**Nazaret** und Geburtsstätte JESU, acht Kilometer südlich von Jerusalem gelegen; heutiger Name Bet Lahm („Brothaus"). Die ältesten Siedlungsspuren stammen aus der Zeit um 50000 v. Chr., die früheste schriftliche Erwähnung findet sich im Buch Ruth des Alten Testaments (ca. 3200 v. Chr.). In der Zeit um JESU Geburt wurde Bethlehem zu einer Durchreisestation für Familien, die sich wegen der vom römischen Kaiser AUGUSTUS (* 63 v. Chr. † 14 n. Chr.) angeordneten ↗**Volkszählung** an ihren Heimatort begeben mussten. Ob JESUS tatsächlich in einem ↗**Stall** geboren wurde, ist fraglich; nach anderen Quellen kam er in einer Höhle zur Welt. – Um das Jahr 330 errichtete der erste christliche Kaiser KONSTANTIN (* um 280 † 337) in Bethlehem die Geburtskirche, eine der ältesten christlichen Kirchen der Welt, unter der sich die angebliche Geburtsgrotte befindet. – Seit dem Sechstagekrieg 1967 ist das vorher jordanische Bethlehem von Israel besetzt, was zu einer starken Abwanderung arabischstämmiger Christen führte. Dennoch wird die dortige Geburtskirche alljährlich zu Weihnachten von Tausenden Pilgern aus aller Welt besucht.

Engl.: The city of David in Judea, origin of Joseph (↗Josef) of Nazareth (↗Nazaret) and place of birth of Jesus, eight kilometers south of Jerusalem; today named Bet Lahm ("Bread house"). The oldest traces of a settlement originate from the time of around 50,000 B.C., the earliest written mentioning is found in the book of Ruth of the Old Testimony (around 3,200 B.C.). At the time around the birth of Jesus Bethlehem became a transit stop for families having to return to their home town because of the census (↗Volkszählung) ordered by the Roman Emperor Augustus (63 B.C. † 14 A. D.). Whether Jesus was in fact born in a stable (↗Stall) is doubtful; according to other sources he was born in a cave. – Around the year 330 the first Christian Emperor Constantine (*around 280 †337) established in Bethlehem the Birth Church, one of the world's oldest Christian churches, below which supposedly there is the birth grotto. – Since the Six Day War in 1967 the formerly Jordanian Bethlehem has been occupied by Israel, which has led to a high migration of Christians of Arabic origin. Nonetheless, every year sees the Birth Church become the destination of thousands of pilgrims from all around the world at Christmas.*

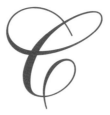

calendar ↗Kalender
candle ↗Kerze
caroling ↗Sternsingen
catastrophe ↗Katastrophe

Christbaum, Weihnachtsbaum; hat seit dem 19. Jh. die ↗**Krippe** als Mittelpunkt des weihnachtlichen Zimmerschmucks abgelöst und ist seither der Ort der ↗**Bescherung**. Der Brauch, in der kältesten Jahreszeit, wenn das Sonnenlicht bis zur ↗**Wintersonnenwende** täglich weniger wird, die Wohnstuben mit immergrünen Zweigen zu schmücken, reicht bis in vorchristliche Zeiten zurück. Schon die alten Römer dekorierten zum Fest der ↗**Saturnalien** ihre Häuser mit Lorbeerzweigen. Die Lebenskraft, die in den wintergrünen Gewächsen steckt, sollte die Wiederkehr der Sonne beschwören und die Angst vor einem ewigen Winter bannen. Zugleich steht der Weihnachtsbaum für den nach Sündenfall und Vertreibung aus dem Paradies verbotenen Baum des Lebens, weshalb auch Äpfel als ältester ↗**Christbaumschmuck** überliefert sind. Den ersten mit Lichtern und Sternen geschmückten Christbaum zeigt ein Kupferstich von Lucas Cranach d. Ä. (*1472 †1553) aus dem Jahr 1509. Ausgangspunkt für die weitere Verbreitung des Christbaums war Straßburg. Ursprünglich wurden keine Koniferen, sondern Buxbaum, Stechpalme oder Eibe verwendet. Erst die Biedermeierzeit seit 1815 brachte je nach Landschaft Fichte, Kiefer oder Tanne (↗O Tannenbaum) ins Haus. Ab 1900, nachdem die Kirche ihren langen Widerstand gegen dieses „heidnische Symbol" aufgegeben hatte, begann der eigentliche Siegeszug des Weihnachtsbaums. Heute erfreut er sich weltweiter Beliebtheit; allein deutsche Wohnstuben schmücken alljährlich 20 Millionen Weihnachtsbäume (↗**Umweltschutz**), nicht mitgerechnet

die synthetischen Christbäume, die in den letzten Jahrzehnten aufgekommen sind (↗**Weihnachtsstimmung**). Der mit zuletzt 45 Metern Höhe größte Christbaum der Welt steht seit 1996 auf dem Dortmunder ↗**Weihnachtsmarkt**. Er ist aus 1.700 Fichten zusammengesetzt und kostet 174.000 €, wovon allein 60.000 € auf den Brandschutz entfallen (↗**Katastrophe**, ↗**Feuerwehr**). – Wie den Christbäumen selbst bei alledem zu Mute ist, kann man in dem Märchen *Der Tannenbaum* von Hans Christian Andersen (*1805 †1875) nachlesen.

Engl.: **Christmas tree**; *has replaced since the 19th century the manger (↗Krippe) as the centre of interior Christmas decoration, and since has been the place of the ↗Bescherung. The custom of decorating homes with evergreen branches during the coldest season of the year, when the sun light declines daily*

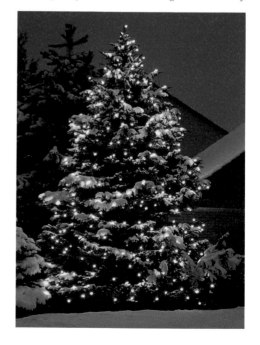

until the winter solstice (↗Wintersonnenwende) goes back to pre-Christian times. Even the ancient Romans decorated their homes for the festivities of Saturnalia (↗Saturnalien) with laurel twigs. The vitality of the green winter plants is to charm the return of the sun and ban the fear of eternal winter. At the same time the Christmas tree represents the Tree of Life prohibited after the Fall and Expulsion from Paradise which is why apples are traditionally the oldest known Christmas tree decoration (↗Christbaumschmuck). The first Christmas tree decorated with lights and stars is depicted in a copperplate engraving by Lucas Cranach d. Ä. (*1472 †1553) from the year 1509. The starting point for the further spreading of the Christmas tree was Strasbourg. Originally, the box tree, holly or yew tree were used instead of conifers. Only the Biedermeier period as of the year 1815 introduced the spruce, pine or fir tree (↗O Tannenbaum), depending on the landscape, to homes. As of 1900, after the Church had given up its long-standing resistance against this "pagan symbol", did the actual triumph of the Christmas tree commence. Today it enjoys worldwide popularity; in German homes alone, some 20 million Christmas trees (↗Umweltschutz/environmental protection), not counting the synthetic Christmas trees which have emerged over the past decades (↗Weihnachtsstimmung/Christmas atmosphere), adorn homes every year. The world's tallest Christmas tree, last measured reaching a height of 45 meters, can be found since 1996 at the Dortmund Christmas fair (↗Weihnachtsmarkt). It is made of 1,700 spruce trees at a cost of € 174,000, of which € 60,000 are allocated alone to fire safety (↗Katastrophe/catastrophe, ↗Feuerwehr/fire brigade). – How the Christmas trees themselves feel with all this can be read in the fairy tale by Hans Christian Andersen (*1805 †1875), The Christmas Tree.

Christbaumschmuck, Sammelbezeichnung für alle an den Zweigen des **↗Christbaums** und an dessen Spitze befestigten Gegenstände. Anfänglich waren dies Äpfel, Nüsse, **↗Spekulatius** und andere Leckereien als **↗Geschenke** für brave Kinder. Zunehmend wurden diese von rein dekorativen Elementen abgelöst. Den Anfang machten 1660 die ersten **↗Kerzen**. Justus Liebig aus Gablonz erfand 1870 die Kunst, Glaskörper

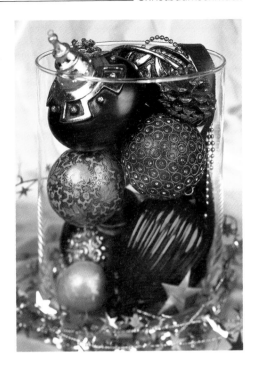

von innen zu versilbern und wurde dadurch zum Vater der noch heute sehr beliebten, leider (**↗Katastrophe**) auch sehr zerbrechlichen Christbaumkugeln und der traditionellen Christbaumspitze. An den **↗Stern** von **↗Bethlehem** erinnern Sterne aus Goldpapier (**↗Gold**); auch Strohsterne sind weit verbreitet und sollen wohl an das Stroh erinnern, worauf das **↗Christkind** in seiner **↗Krippe** gebettet wurde. Schließlich ist das silberglänzende **↗Lametta** eine schwer entbehrliche, wenngleich umstrittene (**↗Umweltschutz**) Beigabe des Christbaumschmucks. Vielerorts krönt auch der **↗Rauschgoldengel** den Christbaum.

*Engl.: **Christmas tree decoration**, collective term for objects attached to the branches of the Christmas tree (↗Christbaum) and its treetop. Initially this included apples, nuts, ↗Spekulatius and other dainties as a gift (↗Geschenk) for children behaving well. More and more, they have been replaced by genuinely decorative elements. The beginning was made in 1660 by the first candles (↗Kerzen). Justus Liebig from Gablonz invented in 1870 the art of silver-plating glass items from the inside and thereby became the father of what even today are still* highly popular, but unfortunately (↗*Katastrophe*/ catastrophe) also highly fragile Christmas tree balls and the traditional Christmas treetop. Stars made of gold paper (↗*Gold*) are reminiscent of the star (↗*Stern*) of ↗*Bethlehem*; and even stars made of hay are very popular and serve as a reminder of the hay on which the Christ-child (↗*Christkind*) lay in his manger (↗*Krippe*). On a final note, the silvery ↗*Lametta* is a difficult to forgo although disputed (↗*Umweltschutz*/environmental protection) addition to Christmas tree decoration. Many homes crown their Christmas tree with an angel (↗*Rauschgoldengel*).

Christ-child ↗Christkind

Christkind, auch Jesulein, der Säugling in der ↗**Krippe** zu ↗**Bethlehem**, bringt nach verbreitetem Kinderglauben die ↗**Geschenke**. Vielleicht geriet diese Zumutung an ein Neugeborenes in Konflikt mit dem Gebot der christlichen Nächstenliebe; jedenfalls löste in weiten Teilen der Christenheit der rüstige ↗**Weihnachtsmann** das Christkind als Gabenbringer ab.
*Engl.: **Christ-child**, the infant in the manger (↗**Krippe**) in ↗**Bethlehem**, according to widespread*

children's belief brings the gifts (↗*Geschenke*). Maybe this imposition on a newborn conflicted with the commandment of Christian brotherly love; in any event, in many parts of Christianity the hale and hearty Santa Claus (↗**Weihnachtsmann**) replaced the Christ-child as the bringer of gifts.

Christmas ↗Weihnachten
Christmas atmosphere ↗Weihnachtsstimmung
Christmas carol ↗Weihnachtslied
Christmas dinner ↗Weihnachtsmahl
Christmas Eve ↗Heiligabend
Christmas fair ↗Weihnachtsmarkt
Christmas loaf ↗Christstollen
Christmas Mass ↗Christmette
Christmas story ↗Weihnachtsgeschichte
Christmas tree ↗Christbaum
Christmas tree decoration ↗Christbaumschmuck

Christmette, ursprünglich die Frühmesse am 1. Weihnachtstag, heute die Mitternachtsmesse an ↗**Heiligabend**. Der Name leitet sich nicht von „Messe" her, sondern vom lat. hora matutina, „Stunde des morgendlichen Gebets".
*Engl.: **Christmas mass**, originally early service on Christmas Day, today a midnight service on Christmas Eve (↗**Heiligabend**). The word "mette" is not derived from the word mass (or "Messe" in German) in this case, but from Latin hora matutina, meaning "hour of morning prayer".*

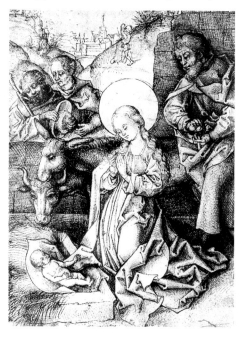

Christstollen, ein traditionelles Weihnachtsgebäck (↗**backen**), das erstmals um das Jahr 1300 in Sachsen aus dem Ofen gezogen wurde. 1329 wird der Christstollen in Naumburg an der Saale urkundlich erwähnt. Als sogenanntes „Gebildebrot" symbolisiert er mit seinem dicken Überzug aus Puderzucker ein in weiße Windeln gewickeltes Kind, diesmal übrigens nicht das ↗**Christkind**, wie vielfach fälschlich angenommen wird. Vielmehr soll damit jener Kinder gedacht werden, die beim von König ↗**Herodes** angeordneten Kindermord von ↗**Bethlehem** umgekommen sind. Deshalb soll nach mittelalterlichem Brauch der Christstollen nicht vor dem 28. Dezember angeschnitten werden, dem Tag der unschuldigen Kinder (↗**Kalender**). Wegen des Fastengebots zu ↗**Advent** durfte Christstollen lange Zeit nicht mit Butter, sondern nur mit gewöhnlichem Rüböl gebacken werden. Da aber am zweiten Weihnachtsfeiertag zwei (36 Pfund schwere!) Christstollen von der Bäckerinnung den kulinarisch verwöhnten adligen Herrschern als Teil der Zinspflicht überbracht wurden, erwirkte um 1470 Herzog ALBRECHT VON SACHSEN (* 1443 † 1500) beim Papst eine Sondergenehmigung. Seither ist Butter eine unverzichtbare Zutat für jeden echten Christstollen.

Rezept: „Dresdner Christstollen"

500 g Rosinen
100 g Korinthen
je 100 g (1 Päckchen) Zitronat und Orangeat
250 g gehackte Mandeln
2 Päckchen Vanillezucker
6 EL brauner Rum
12 Tropfen Bittermandelöl
1 kg Weizenmehl (Type 405)
2 Würfel frische Hefe
400 g weiche Butter
150 g Zucker
1/2 l Milch
2 Eigelb
150 g flüssige Butter
125 g Puderzucker

Rosinen, Korinthen, Zitronat, Orangeat, Mandeln, Vanillezucker, Rum und Bittermandelöl gut vermischen und zugedeckt sechs Stunden durchziehen lassen. Zwischendurch mehrmals umrühren.

Mehl in eine große Schüssel sieben und in die Mitte eine Vertiefung drücken. Hefe hineinbröckeln. Mit einem Esslöffel Zucker bestreuen. Milch lauwarm erhitzen und darübergießen. Etwas Mehl dazugeben und zu einem Vorteig verrühren. Zugedeckt 15 Minuten gehen lassen.

Restlichen Zucker, Eigelb und die Butter in Stücken zugeben. Zuerst mit dem Knethaken des Handrührgerätes durcharbeiten, dann mit den Händen zu einem glatten Teig verkneten. Den Teig zugedeckt an einem warmen Ort 30 Minuten gehen lassen. Den Teig auf einer leicht bemehlten Arbeitsfläche ausrollen. Die Früchte darauf verteilen, in den Teig drücken und gut verkneten. Zugedeckt nochmals 30 Minuten gehen lassen. Den Teig nochmals kurz durchkneten. Für einen großen Stollen den Teig zu einer ovalen, drei bis vier Zentimeter dicken Platte ausrollen. Die Mitte der Teigplatte längs etwas eindrücken und eine Teighälfte über die andere klappen. Oder entsprechend zwei kleine Stollen formen. Den Stollen auf ein mit Backtrennpapier ausgelegtes Backblech legen, nochmals 15 Minuten gehen lassen. Dann auf der untersten Einschubleiste im Elektroherd bei 175 °C (Umluft 160 °C / Gas Stufe 2) 70−90 Minuten backen lassen. Die Butter erwärmen. Den Stollen mit einem Hölzchen mehrmals einstechen und noch warm mit der Hälfte der flüssigen Butter bestreichen. Mit der Hälfte des Puderzuckers bestäuben, nach fünf Minuten den Vorgang wiederholen. Den ausgekühlten Stollen in Alufolie wickeln und mindestens eine Woche vor dem Anschneiden ruhen lassen.

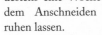

Engl.: **Christmas loaf**, *traditional Christmas cakes and pastries (↗backen/bake), which in the year 1300 came out of an oven in Saxony for the first time. The Christmas loaf is first documented in Naumburg an der Saale/Germany in 1329. As a so-called "Gebildebrot", or shaped loaf it symbolizes with its thick coating of confectioners' sugar a child wrapped in white strips of cloch, this, by the way, not the Christ-child (↗Christkind) as frequently incorrectly assumed. Instead, this is to commemorate the many children who died during the child-murder of ↗Bethlehem ordered by King Herod (↗Herodes). This is why, according to medieval custom the Christmas loaf is not to be cut before December 28, on Holy Innocents (↗Kalender). Due to the fasting commandment during ↗Advent the Christmas loaf could not be baked with butter for a long time, but only with common rape-oil. However, ever since on Boxing Day two Christmas loafs (weighing 36 pounds!) were taken by the bakers' guild as part of their mandatory interest payment to the noble rulers of discerning culinary taste buds, Duke Albrecht of Saxony (*1443 † 1500) obtained a special authorization from the Pope in 1470. And since then, butter has become an indispensable ingredient for any genuine Christmas loaf.*

Recipe: Dresdner Christstollen

What you need for a
Dresden-style Christmas loaf:
500 g raisins
100 g currants
100 g of each candied lemon peel and candied orange peel
250 g chopped almonds
2 tbsp vanilla sugar
6 tbsp brown rum
12 drops oil of bitter almonds
1 kg wheat flour (type 405)
2 cubes fresh yeast
400 g soft butter
150 g sugar
1/2 l milk
2 egg yolks
150 g molten butter
125 g icing sugar

And how to prepare it:
Blend raisins, currants, lemon and orange peel, almonds, vanilla sugar, rum and oil of bitter almonds well. Cover and allow to rest for six hours. Stir repeatedly while resting.

Sieve flour into a large bowl and press an indent into the centre. Crumble yeast into the center, then sprinkle a tablespoon of sugar over it. Heat milk to medium temperature and pour over the yeast. Add some flour and stir into a first dough. Cover and allow to rest for 15 minutes.

Add remaining sugar, egg yolks and the butter in pieces. First work with the kneading pegs of the hand mixer, then knead into a smooth dough with your hands. Cover the dough and allow to rise for 30 minutes in a warm place.

Roll out the dough onto a work surface sprinkled with flour. Distribute the fruit over it, press into the dough and then knead it well. Cover again and allow to rest for a further 30 minutes.

Briefly knead the dough once again. For a large loaf roll the dough into an oval shape between 1" and 1 1/3" thick. Press the center of the dough shape lengthwise slightly down and fold one half of the dough over the other; alternatively, shape two smaller loaves. Place the loaf onto a baking tray lined with non-stick paper and allow to rise for a further 15 minutes.

Place at the bottom of an oven heated to 175 °C (recirculation 160 °C/gas mark 2) and bake for 70–90 minutes.

Heat the butter. Puncture the loaf repeatedly with e.g. a cake tester and while still warm, brush with half of the molten butter.
Dust half of the icing sugar over the loaf; repeat after five minutes. Wrap the cooled loaf into aluminum foil and store for at least one week before cutting.

cinnamon stars ↗Zimtsterne
crib ↗Krippe

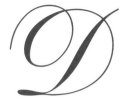

DDR, Deutsche Demokratische Republik, von 1949 bis 1990 erster sozialistischer Staat auf deutschem Boden mit (ideologisch bedingt) gespanntem Verhältnis zum Weihnachtsfest. Dessen Staatsoberhaupt WALTER ULBRICHT (* 1893 † 1973) spielte zunächst mit dem Gedanken, das Weihnachtsfest in der DDR ganz aus dem ⁊**Kalender** zu streichen. Nach seinen Vorstellungen sollte übergangsweise die ⁊**Bescherung** nicht mehr an ⁊**Heiligabend,** sondern am Neujahrsmorgen stattfinden. Dies gelang dank der tiefen Verwurzelung der Weihnachtsbräuche in der DDR ebensowenig wie der Versuch, STALINS Geburtstag am 21. Dezember als höchsten Feiertag zu etablieren. Stattdessen mehrte das Weihnachtsfest Jahr für Jahr die Unzufriedenheit der Bevölkerung mit der Versorgungslage in der DDR, zumal das heimlich empfangene ⁊**Fernsehprogramm** aus der BRD Neidgefühle weckte. Vor diesem Hintergrund wirken Versuche, christliche Symbole umzubenennen, hilflos bis grotesk. So sollte der Weihnachtsengel „Jahresend-Flügelfigur" heißen, die Weihnachtspyramiden aus dem Erzgebirge durften nur noch unter dem Namen „Kerzendrehtürme" verkauft werden.

Engl.: GDR, German Democratic Republic, from 1949 to 1990 first socialist state on German territory with tense rapport to the Christmas festivities (due to ideological differences). Its head of state, Walter Ulbricht (*1893 † 1973) initially intended to eliminate Christmas fully from the ⁊Kalender in the GDR. According to his ideas, the ⁊Bescherung was no longer to take place on Christmas Eve (⁊Heiligabend) for a period of transition, but on the morning of the New Year. This, thanks to the deep roots of Christmas customs in the GDR, was just as unsuccessful as the attempt to establish Stalin's birthday on December 21 as the highest public holiday. Instead, Christmas increased every year the dissatisfaction of the population as to the supply situation in the GDR,

especially since the secretly received television broadcasting (⁊Fernsehprogramm) shows from the FRG awakened a feeling of envy. Against this background the attempts to rename Christian symbols seemed helpless, if not grotesque. The Christmas angel was to be named "Year's End Figurine with Wings", the Christmas pyramids from the Erzgebirge could only be sold as "Rotating Candle Towers".

donkey ⁊**Esel**

Duft, vorwiegend Geruch angenehmer Art (i. Ggs. zu Gestank). Zu den weihnachtlichen Wohlgerüchen tragen harzige Tannenzweige und der ⁊**Christbaum,** das Abbrennen von Duftkerzen (⁊**Kerze**) verschiedene ⁊**Gewürze** sowie die Zubereitung diverser Backwaren (⁊**backen**) und anderer Speisen (⁊**Gans**) bei. Seit die ⁊**Heiligen Drei Könige** dem ⁊**Christkind** neben Gold und ⁊**Myrrhe** auch den angenehm duftenden ⁊**Weihrauch** zum ⁊**Geschenk** darbrachten (vielleicht, um dem eher unangenehmen Gestank im ⁊**Stall** von ⁊**Bethlehem** entgegenzuwirken), ist der Duft ein essenzieller Bestandteil der ⁊**Weihnachtsstimmung.**

Engl.: aroma, primarily scent of agreeable nature (contrary to stench). Contributing to the pleasant Christmas aromas are resinous fir-tree branches and the Christmas tree (⁊Christbaum), burning scented candles (⁊Kerze), different spices (⁊Gewürze) as well as the preparation of various baked cakes and pastries (⁊backen) and other food (⁊Gans). Ever since the Three Kings (⁊Heiligen Drei Könige) gave the Christ-child (⁊Christkind) in addition to gold and myrrh (⁊Myrrhe) also the agreeably fragranced frankincense (⁊Weihrauch) as a gift (⁊Geschenk) (maybe to counter the rather unpleasant stench at the stable (⁊Stall) of ⁊Bethlehem) has aroma become an essential item of a Christmas atmosphere (⁊Weihnachtsstimmung).

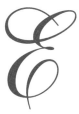

Engel, von griech. angelos, „Bote", geschlechts-
lose, mit Flügeln versehene Wesen aus dem
Himmelreich. Nach der ↗**Weihnachtsgeschichte**
erschien dem ↗**Josef** zweimal im Traum ein

Engel: um ihm die Geburt eines Sohnes anzu-
kündigen (Matthäus 1, 20–24) und um ihn zur
Flucht nach Ägypten zu veranlassen (Matthäus
2, 13–14). Der Jungfrau ↗**Maria** erschien der

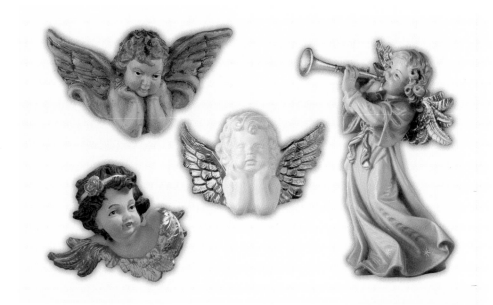

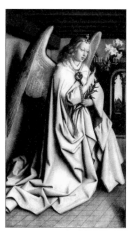

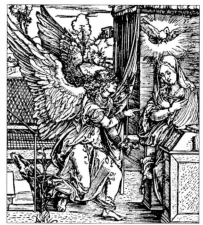

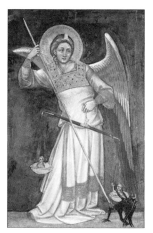

Engel Gabriel mit der Prophezeiung von Jesu Geburt (Lukas 1, 26–38). Und schließlich wurden auch die ⁊**Hirten** auf dem Felde von einem Engel herbeigerufen, um den soeben geborenen ⁊**Messias** anzuschauen (Lukas 2, 8–20). Daher ist der Engel eine unentbehrliche Figur in jeder ⁊**Krippe**, tritt aber auch als ⁊**Rauschgoldengel** in Erscheinung und kommt in vielen ⁊**Weihnachtsliedern** vor.

*Engl.: **angel**, f. Greek. angelos, "messenger", creature of no gender with wings, from the kingdom of heaven. According to the Christmas story (⁊**Weihnachtsgeschichte**) an angel appeared twice in a dream of ⁊**Josef**: to announce to him the birth of a son (Matthew 1, 20-24), and to make him escape to Egypt (Matthew 2, 13-14). The angel Gabriel then appeared to the Virgin Mary (⁊**Maria**), prophecying the birth of Jesus (Luke 1, 26-38). And finally the shepherds (⁊**Hirten**) on the field were also called by an angel to look at the ⁊**Messias born** (Luke 2, 8-20). Therefore the angel is an indispensable figure in any manger (⁊**Krippe**), but also appears as a "⁊**Rauschgoldengel**" and is referred to in many Christmas carols (⁊**Weihnachtsliedern**).*

environmental protection
⁊Umweltschutz

Epiphanias, griech. „Erscheinung", Fest der Erscheinung Christi am 6. Januar. Die gnostische Sekte der Basilidaner feierte schon im 3. Jh. an diesem Tag die Taufe Jesu im Jordan (⁊**Kalender**), die nach ihrer Auffassung die eigentliche Zeugung und Geburt des ⁊**Messias** bedeutete. Erst im frühen Mittelalter wurde daraus der Gedenktag für die ⁊**Heiligen Drei Könige**.

*Engl.: **Epiphany**, Greek "appearance", celebrates the epiphany of Christ on January 6. The Gnostic sect of Basilidians already celebrated this day as the baptism of Jesus in Jordan (⁊**Kalender**/calendar) in the 3rd century, which according to their opinion means the actual procreation and birth of the Messiah (⁊**Messias**). Only in the early Middle Ages did this become a commemoration day for the Three Kings (⁊**Heiligen Drei Könige**).*

epiphany ⁊Epiphanias

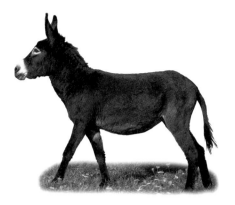

Esel, störrisches Huftier zur Last- und Personenbeförderung vor Erfindung des Automobils, eine Art „Trabi" (⁊**DDR**) der vorindustriellen Epochen. Obwohl der Esel in der ⁊**Weihnachtsgeschichte** nicht ausdrücklich erwähnt wird, gehört er neben dem Ochsen seit jeher zum festen Bestand der Krippenfiguren (⁊**Krippe**, ⁊**Stall**) und zur Ikonographie weihnachtlicher Motive in der abendländischen Kunst. So zeigt etwa ein Gemälde von Rembrandt (* 1606 † 1669) ⁊**Maria** mit dem ⁊**Christkind** auf dem Rücken eines Esels (Die Flucht nach Ägypten, 1627). Eine besonders schöne Nacherzählung der Weihnachtsgeschichte für Kinder (ab 5 J.), aus der Perspektive des Esels geschildert, stammt von der schwedischen Autorin Gunhild Sehlin (*Marias kleiner Esel*).

*Engl.: **donkey**, stubborn hoofed animal used to transport loads and people before the invention of the automobile; a type of "Trabi" (⁊**DDR**/GDR) of the pre-industrial epoch. Although the donkey is not expressly mentioned in the Christmas story (⁊**Weihnachtsgeschichte**), next to the ox it has ever since been a fixed item of the figures in the crib (⁊**Krippe**, ⁊**Stall**) and of the iconography of Christmas motifs in Occidental art. A painting by Rembrandt (*1606 † 1669), for example shows Mary (⁊**Maria**) with the Christ-child (⁊**Christkind**) on the back of a donkey (The Flight Into Egypt, 1627). A particularly nice recount of the Christmas story for children (from the age of 5) told from the donkey's perspective was written by the Swedish author Gunhild Sehlin (Mary's Small Donkey).*

exchange ⁊Umtausch

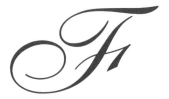

Fernsehprogramm, an ↗**Heiligabend** unentbehrlich zur Ruhigstellung der ungeduldigen Kinder, die sonst die umfänglichen Vorbereitungen zum ↗**Weihnachtsmahl** und für die ↗**Bescherung** erheblich behindern würden. So nannte sich eine seit 1960 bewährte Sendung der ARD *Wir warten aufs Christkind* (mit PETER RENÉE KÖRNER, Stoffel und Wolfgang, Kasperle und dem Hasen Cäsar). Das deutsche Fernsehen selbst war ja ein Weihnachtsgeschenk, zunächst allerdings nur für 4.000 stolze Besitzer eines Bildfunkgeräts: An Weihnachten 1952 begann der öffentlich-rechtliche Sendebetrieb. Seither ist die Weihnachtsansprache des Bundespräsidenten ein fester Programmbestandteil. Ob exzessives Fernsehen der ↗**Weihnachtsstimmung** zuträglich ist, darf bezweifelt werden. Für einsame Singles bietet das TV-Programm aber mit Sendungen wie *Wenn die anderen feiern* Ablenkung und Trost.

Engl.: television program, on Christmas Eve (↗Heiligabend) a must to calm impatient children who otherwise would significantly impair the comprehensive preparations for the Christmas dinner (↗Weihnachtsmahl) and for the ↗Bescherung. One of Germany's long-standing television programs (since 1960) on its first channel ARD, was named 'Waiting for Christ-child' (Wir warten aufs Christkind – with Peter Renée Körner, Stoffel and Wolfgang, Kasperle and Cesar the rabbit). German television by itself was a Christmas gift, initially however, only for a proud 4,000 owners of a TV set: Christmas 1952 saw the start of the state-owned broadcasting service. Since then, the Christmas speech by the President of Germany has been a firm feature of the program. Whether excessive television is beneficial to the Christmas atmosphere (↗Weihnachtsstimmung) is doubtful. For lonely singles, the television offers distraction and comfort with shows called, for example, While others celebrate.

Feuerwehr, berufliche oder freiwillige Einrichtung zur Brandbekämpfung, die zu Weihnachten regelmäßig im Großeinsatz ist. Der Bundesverband Deutscher Versicherungskaufleute schätzt, dass alljährlich 15.000 ↗**Adventskränze** und ↗**Christbäume** in Brand geraten. Der Sachschaden geht in die Millionen, auch Verletzte und Tote sind regelmäßig zu beklagen. Schuld daran sind Leichtsinn, mangelnde Kenntnis der verschiedenen Brandgefahren und Missachtung der einfachsten Regeln zur Brandvorbeugung:

- Der Christbaum sollte erst kurz vorm Fest gekauft und bis zur Aufstellung an ↗**Heiligabend** im Freien aufbewahrt werden, damit er nicht austrocknet.
- Bei der Aufstellung des Christbaums ist auf Standfestigkeit in einem geeigneten, ausreichend schweren Christbaumständer zu achten. Sicherheitsabstand zu leicht brennbaren Materialien wie Vorhängen und Gardinen einhalten!
- Wachskerzen (↗**Kerzen**) so befestigen, dass andere Zweige nicht Feuer fangen können. Kerzenhalter aus feuerfestem Material verwenden. Leicht entflammbare Baumdekoration (↗**Christbaumschmuck**) vermeiden.
- Die Kerzen am Christbaum sollten von oben nach unten angezündet und in umgekehrter Reihenfolge gelöscht werden.
- Brennende Kerzen niemals unbeaufsichtigt lassen!
- Für den Fall eines Brandes sollte ein geeignetes Löschmittel – zum Beispiel ein Eimer Wasser, besser noch ein Feuerlöscher – bereitstehen.
- Ist der Brand außer Kontrolle geraten, sollte man sofort von allen weiteren Löschversuchen Abstand nehmen, den betroffen

Raum verlassen, die Tür schließen und die Feuerwehr rufen (Notruf 112).

Eine bedenkenswerte Alternative zur Vermeidung einer solchen ↗**Katastrophe** ist die Anschaffung einer elektrischen Lichterkette als ↗**Christbaumschmuck**. Ein Assistent von THOMAS ALVA EDISON (*1847 †1931) kam zuerst auf die Idee, dessen Glühbirne als Kerzenersatz am Christbaum zu verwenden, und bereits 1882 wurden die ersten elektrischen Christbaumkerzen in New York verkauft. Allerdings beeinträchtigt ihr künstliches Licht die ↗**Weihnachtsstimmung**.

Engl.: fire brigade, professional or voluntary facility to fight fires; are regularly called on large-scale operations at Christmas. The Federal Association of German Insurance Agents estimates that every year 15,000 Advent wreaths (↗Adventskranz) and Christmas trees (↗Christbaum) are set on fire. The damage to property totals millions, even personal injuries and fatalities are regularly mourned. This is caused by carelessness, lack of knowledge of the various fire risks and non-observance of the easiest rules to prevent a fire:

▸ *The Christmas tree should only be purchased shortly before the holidays and until being set up on Christmas Eve (↗Heiligabend) be stored outside so that it does not dry out.*

▸ *When setting up the Christmas tree, be sure to observe its stability in a suitable, sufficiently heavy Christmas tree base. Observe the safety distance to easily inflammable materials such as curtains and blinds!*

▸ *Attach wax candles (↗Kerze) as such that other branches can not catch fire. Use candle holders made of fire-resistant material. Avoid easily combustible tree decoration (↗Christbaumschmuck).*

▸ *Candles on the Christmas tree should be lit from top to bottom and extinguished in the reversed order.*

▸ *Never leave burning candles unattended!*

▸ *In the event of a fire have suitable extinction material – such as a bucket of water, or even better a fire extinguisher – ready.*

▸ *If the fire is out of control, refrain from further attempts to extinguish the fire and leave the affected room, close the door and call the fire fighters (emergency 911).*

An alternative worthy of consideration to avoid such a ↗Katastrophe is to purchase an electric chain of light as Christmas tree decoration (↗Christbaumschmuck). An assistant of Thomas Alva Edison (*1847 †1931) first had the idea to use his bulb to 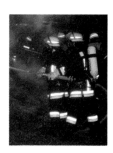 *replace a candle on the Christmas tree, and in 1882 already the first electric Christmas tree candles were sold in New York. However, their artificial light spoils the Christmas atmosphere (↗Weihnachtsstimmung).*

fire brigade ↗Feuerwehr
flight ↗Flucht

Flucht, sich einer drohenden Gefahr durch schnellen Ortswechsel entziehen. Mit der Flucht von ↗**Josef** und ↗**Maria** mit dem ↗**Christkind** aus ↗**Bethlehem** nach Ägypten endet die ↗**Weihnachtsgeschichte** (Matthäus 2, 13–15). – In neuester Zeit ergreifen viele Menschen die Flucht vor dem Weihnachtsfest in sonnige Gefilde, um der sentimentalen ↗**Weihnachtsstimmung** und den kleinen und großen weihnachtlichen ↗**Katastrophen** zu entgehen (Weihnachts-Tourismus).

Engl.: flight, escape from impending danger by changing places fast. The flight of ↗Josef and Mary (↗Maria) with the Christ-child (↗Christkind) from ↗Bethlehem to Egypt ends the Christmas story (↗Weihnachtsgeschichte) (Matthew 2, 13–15). – In more recent times many people flee the Christmas celebrations into sunny territories in order to escape the sentimental Christmas atmosphere (↗Weihnachtsstimmung) and the minor and major Christmas catastrophes (↗Katastrophe) (Christmas tourism).

frankincense ↗Weihrauch

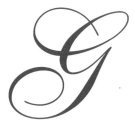

Gans, ein Federvieh, das in Ägypten der Isis, in Griechenland der Persephone, in Rom der Juno geweiht war. Im Christentum trat seit dem 5. Jh. St. Martin an deren Stelle, weil sein Festtag, der 11. November, mitten in die eigentliche Gänsesaison fällt. Im November nämlich zählt die junge Gans etwa sechs Monate, und das ist der beste Zeitpunkt, um sich von ihren kulinarischen Verdiensten zu überzeugen (Martinsgans). Die Tradition, Gänsebraten auch zu Weihnachten auf den Tisch zu bringen, stammt aus England. An Heiligabend des Jahres 1588 trug man Königin Elisabeth I. (* 1533 † 1603) zum Abendmahl gerade eine gebratene Gans auf, als ein Offizier die Nachricht von der endgültigen Niederlage der spanischen Armada überbrachte. Zur Erinnerung an dieses freudige Ereignis avancierte die Weihnachtsgans seither zum traditionellen Festtagsbraten.

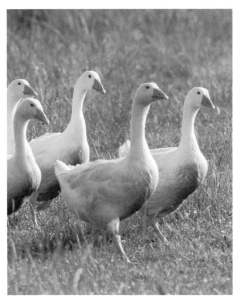

Rezept „Gebratene Gans" (für 6 Portionen)
1 junge Mastgans, bratfertig, 3–3,5 kg
500 g Äpfel (Boskop)
250 g Backpflaumen
1 Zwiebel
1 altbackenes Brötchen
1/2 Tl Zimt
125 ml Bier
Majoran
Salz und Pfeffer

Die Backpflaumen drei Stunden einweichen. Die Äpfel schälen und das Kerngehäuse entfernen. Die Äpfel würfeln. Die Zwiebel schälen und fein würfeln. Das Brötchen in Wasser oder Milch einweichen. Die Äpfel, Zwiebel und Pflaumen mit dem Zimt bestreuen und durchmischen. Das gut ausgedrückte Brötchen hinzugeben und nochmals gut durchmengen. Die Gans von innen und außen gründlich waschen, abtrocknen. Den Bürzel abschneiden. Die Gans von innen salzen und mit der Obstmasse füllen. Mit Küchengarn zunähen und mit Majoran, Salz und Pfeffer einreiben. Die anliegenden Flügel und Keulen mit Küchengarn festbinden. Die so vorbereitete Gans mit der Brust nach unten auf den Bratrost legen. Die Fettpfanne des Backofens kalt ausspülen. Den Backofen auf 200 °C vorheizen. Den Bratrost auf die unterste Schiene schieben und die Gans ca. 2–2,5 Stunden braten. Nach etwa 1 Stunde die Gans auf den Rücken drehen. Mit einer Nadel oberhalb der Flügel in die Seiten und in die Schenkel stechen, damit das Fett besser austreten kann. Ab und zu mit dem Bratenfond begießen. 30 Minuten vor Ende der Bratzeit die Gans mit Bier begießen.

Nach dem Braten die Gans im ausgeschalteten Backofen ca. 15 Minuten ruhen lassen. Den Bratenfond mit heißem Wasser loskochen, das Fett sorgfältig abschöpfen und den Fond zu einer Sauce einkochen lassen. Mit Pfeffer, Salz und etwas Majoran würzen. Die Füllung aus der Gans nehmen und getrennt zur tranchierten Gans reichen.

Als Beilage passen dazu: Rotkohl, Kartoffelklöße, Marzipanapfel. Wer es gern deftig mag, kann auch Grünkohl oder Rosenkohl dazu reichen.

In Spanien ist Gänsebraten allerdings verständlicherweise kein typisches ↗**Weihnachtsmahl**.

*Engl.: **goose**, a feathered animal which in Egypt was dedicated to Isis, in Greece to Persephone, in Rome to Juno. In Christianity St. Martin has replaced it since the 5th Century because his special day, November 11, falls into the actual goose season. In November the young geese are around six months old, which is the best time to convince oneself of their culinary merits (Martinmas goose). The tradition of serving roast goose even at Christmas, originates from England. On Christmas Eve of the year 1588 Queen Elisabeth I. (*1533 †1603) was served a roast goose as an evening dinner when an officer brought news of the final defeat of the Spanish armada. In memory of this pleasant event the Christmas goose has since been promoted to the traditional festive roast dinner.*

Recipe: Roast Goose (for 6 people)
1 young fattened goose, ready to roast, 3–3.5 kg
500 g apples (Boskop)
250 g prunes
1 onion
1 old bread roll
1/2 tsp cinnamon
125 ml beer
Marjoram
Salt and pepper

Soak the prunes for three hours. Peel the apples and remove the cores. Cut the apples into cubes. Peel the onions and chop finely. Soak the bread roll in water or milk. Sprinkle the cinnamon over the apples, onion and plums and blend. Squeeze the roll of any excess fluid, add to the mixture and blend in well. Clean the inside and outside of the goose well and dry it. Cut off the parson's nose. Salt the inside of the goose and fill with the fruit stuffing. Close with string and rub with marjoram, salt and pepper. Tie the wings and legs with string. Place the goose thus prepared with its chest down onto a rack. Rinse the roasting tin of the oven with cold water. Pre-heat the oven to 200 °C. Place the grill tray to the bottom of the oven and roast the goose for around 2–2.5 hours. After around 1 hour, turn the goose onto its back. Prick the sides and the thighs above the wings with a needle for the grease to exit. Repeatedly pour juice over it. 30 minutes before the end of cooking pour beer over the goose. After cooking allow the goose to rest in the switched-off oven for around 15 minutes. Bring the roast juices with hot water to the boil, carefully skim off the grease and allow the juice to boil down to gravy. Spice with pepper, salt and a touch of marjoram. Remove the stuffing from the goose and serve separately with the cut goose.

Suitable side dishes include: red cabbage, dumplings, marzipan apple. For those with an appetite for hearty things, curly kale or Brussels sprouts are ideal.

In Spain, however, roast goose is understandably not a typical Christmas dinner (↗Weihnachtsmahl).

GDR, German Democratic Republic ↗DDR

Geschenk, die hauptsächlich zur Freude ohne Entgelt gegebene Sache. Der alte Brauch des Schenkens zur Weihnachtszeit ruft die Gabe der ↗**Heiligen Drei Könige** an das ↗**Christkind** in Erinnerung, weshalb in manchen Gegenden heute noch die Geschenke nicht zu Weihnachten, sondern erst am 6. Januar, dem Dreikönigstag, übergeben werden. Dieser traditionelle Termin für die ↗**Bescherung** wurde aber in neuerer Zeit vom Heiligabend oder dem Morgen des 1. Weihnachtstags abgelöst. Auch beschränkt sich die Bescherung längst nicht mehr auf die

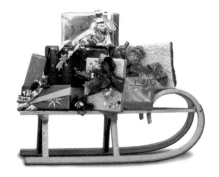

kleinen Kinder. Das Schenken kann, wenn es in den Mittelpunkt des Weihnachtsfestes rückt, in einen Konflikt zum ideellen Gehalt des Anlasses treten (↗Ihr Kinderlein kommet). Eine gewisse Ambivalenz des materiellen Geschenks, das nicht unbedingt Freude bereiten will, gab es schon bei den Naturvölkern, wenn beim sog. „Potlatsch" Nachbarstämme durch überreiche Geschenke beschämt werden sollten. Und auch der moderne Schenker bewegt sich bei der Wahl eines angemessenen Geschenks auf dem schmalen Grat zwischen Enttäuschung und Beschämung des Beschenkten. Zusätzlich kompliziert wird das Schenken dadurch, dass (fast) jedes Geschenk einen subjektiven, ideellen und einen objektiven, materiellen Wert hat – eine Problematik, die das lästige Abknibbeln der Preisschildchen von den Geschenken immer wieder in Erinnerung ruft. Vertrautheit mit der Persönlichkeit des Beschenkten erhöht die Chance des Schenkers, durch einen hohen ideellen Wert des Geschenks billig davonzukommen. Andererseits sind Geldgeschenke als rein materielle Schenkungen zwar bequem, aber unpersönlich – was man in neuester Zeit zu kaschieren versucht, indem Banknoten origamiartig zu skulpturalen Arrangements drapiert werden. Ein wesentlicher Aspekt des ideellen Werts eines Geschenks ist der Effekt der ↗Überraschung, die durch die ↗Verpackung der Geschenke hinausgezögert und so verstärkt werden soll (↗Umweltschutz). Bei allen Komplikationen des weihnachtlichen Schenkens sollten jedoch dessen positive Werte nicht vergessen werden. Die Auswahl eines Weihnachtsgeschenks ist Anlass, sich mit der Persönlichkeit eines nahe stehenden Menschen wieder einmal intensiv zu befassen.

Und schließlich ist, volkswirtschaftlich betrachtet, der Brauch des Schenkens zu Weihnachten die wesentliche Existenzgrundlage für viele Branchen des Einzelhandels (↗Weihnachtsmarkt). So entscheidet etwa im Buchhandel der Umsatz im Dezember über das Jahresergebnis. Apropos Buchhandel: Der vielleicht schönste Beitrag der Weltliteratur zur Philosophie weihnachtlichen Schenkens ist die Erzählung *Das Geschenk der Weisen* des amerik. Humoristen O'HENRY (* 1862 † 1910), mit den zauberhaften Illustrationen von LISBETH ZWERGER (* 1954), im Buchhandel erhältlich zum Preis von 13,80 €. (Preisschild abknibbeln nicht vergessen!)

Engl.: gift, a complimentary item given mainly to please. The old custom of giving a present during the Christmas period recalls the gifts presented by the Three Kings (↗Heilige Drei Könige) to the Christchild (↗Christkind), which is why in certain areas until today the gifts are not presented at Christmas (↗Weihnachten) but only on January 6, the Day of the Three Kings. This traditional date for the ↗Bescherung has in more recent days been replaced by Christmas Eve (↗Heiligabend), or the morning of Christmas Day. Also, the giving of gifts is no longer restricted to small children only. Giving presents, once it becomes the focus of the Christmas festivities, can come into conflict with the non-material content of the occasion (↗Ihr Kinderlein kommet). A certain ambivalence of the material gift which not necessarily wants to create pleasure already existed among the primitive people, when during the so-called "Potlatsch" neighboring tribes were to be put to shame by lavish gifts. And even the modern gift giver is walking a thin line between disappointment and shame on behalf of the person receiving when choosing an appropriate present. In addition, giving a gift is complicated by the fact that (almost) every gift has a subjective, non-material and an objective material value – a problem which recalls the annoying removal of the price labels from the gifts again and again. Knowing the personality of the person receiving the gift increases the chances of the person giving the gift, by way of a high non-material value of the gift, to get away cheaply. On the other hand, money given as a genuine material gift is convenient, but impersonal – which recently people are trying to conceal by draping bank notes into sculptu-

ral origami arrangements. A major aspect of the non-material value of a gift is the effect of a surprise (↗Überraschung) which is delayed by the wrapping (↗Verpackung) of the gifts in order to intensify this effect (↗Umweltschutz /environmental protection). Despite all complications from giving at Christmas its positive values should not be forgotten. Choosing a Christmas gift is reason to really get to know a person close to one's heart. And finally, economically speaking, the habit of giving a gift for Christmas is the main reason for existence of many industries in the retail trade ↗Weihnachtsmarkt/

Christmas fair. For bookstores, for example, December sales decide on their annual profit. Talking about books: What must be the most wonderful contribution of world literature to the philosophy of giving gifts at Christmas is the tale The Gift of the Magi by the American humorist O'Henry (*1862 † 1910), with magical illustrations by Lisbeth Zwerger (*1954), available from bookstores at € 13.80. (Remember to remove the price tag!)

Gewürze, sind im weitesten Sinne alle Substanzen, die ohne eigentlichen Nährwert den

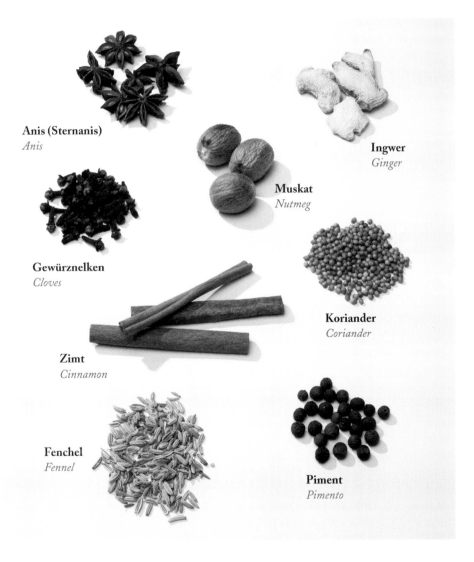

Anis (Sternanis)
Anis

Ingwer
Ginger

Muskat
Nutmeg

Gewürznelken
Cloves

Koriander
Coriander

Zimt
Cinnamon

Fenchel
Fennel

Piment
Pimento

23

Speisen heute in erster Linie zur Verbesserung des Geschmacks zugesetzt werden. Früher hingegen waren Gewürze zugleich auch wichtige Arzneimittel, in der Weihnachtszeit gegen dann so verbreitete Leiden wie Erkältungskrankheiten, Völlegefühl und Verdauungsbeschwerden. Deshalb sind die neun klassischen Weihnachtsgewürze, die in vielen weihnachtlichen Koch- und Backrezepten vorkommen:

- **Anis** (schleimlösend bei Bronchitis)
- **Fenchel** (gegen Blähungen)
- **Gewürznelken** (antiseptisch)
- **Ingwer** (Brechreiz lindernd)
- **Kardamom** (verdauungsfördernd)
- **Koriander** (krampflindernd)
- **Muskat** (gegen Durchfall)
- **Piment** (gegen Appetitlosigkeit)
- **Zimt** (antibakteriell)/(↗**Zimtsterne**)

Der ↗**Duft** dieser Gewürze verleiht nicht nur den Speisen, sondern damit auch überhaupt der Weihnachtszeit ihr unverwechselbares Aroma (↗**Weihnachtsstimmung**).

*Engl.: **spices**, in a broad sense includes all substances without any actual nutritional value, and which today are added to food primarily to enhance the flavor. In the past, however, spices were also important medicine, during the holiday season against such widespread afflictions as a cold, feeling bloated and indigestion. Which is why the nine classic Christmas spices are used as ingredients in many Christmas cooking and baking recipes:*

- *Anis (expectorant for bronchitis)*
- *Fennel (against flatulence)*
- *Cloves (antiseptic)*
- *Ginger (soothes nausea)*
- *Cardamom (good for the digestive tract)*
- *Coriander (soothes cramps)*
- *Nutmeg (against diarrhea)*
- *Pimento (against a lack of appetite)*
- *Cinnamon (antibacterial)/*
  *(↗**Zimtsterne** / cinnamon stars)*

*The aroma (↗**Duft**) of these spices not only lends the food, but also the actual Christmas season its unique scent (↗**Weihnachtsstimmung**).*

gift ↗**Geschenk**
gingerbread ↗**Lebkuchen**

Gold, lat. aureum, chem. Element (Ordnungszahl 79, Atomgewicht 197,2), Edelmetall. Da Gold einerseits in der festen Erdkruste im Durchschnitt nur mit einem Anteil von 0,005 Gramm pro Tonne enthalten und somit sehr selten ist und andererseits im Reinzustand durch seinen warmen, „goldgelben" Glanz das Auge des Menschen erfreut, reicht seine hohe Wertschätzung weit in vorgeschichtliche Zeiten zurück. Gold war, neben ↗**Weihrauch** und ↗**Myrrhe**, eines der drei ↗**Geschenke** der ↗**Heiligen Drei Könige** an das ↗**Christkind**. Die Kirchenväter sahen hierin ein Sinnbild des Königstums. Auch heute noch ist Gold aus dem weihnachtlichen Farbspektrum (das silberne ↗**Lametta**, der weiße ↗**Schnee**, der grüne ↗**Christbaum**, der rote Mantel des ↗**Weihnachtsmanns**) nicht wegzudenken, z. B. in Gestalt von Papiersternen (↗**Stern**), die nach teils komplizierten Faltanweisungen aus Goldfolie gefertigt werden und als Fenster- oder ↗**Christbaumschmuck** Verwendung finden.

*Engl.: **gold**, lat. aureum, chem. element (atomic number 79, atomic weight 197.2), precious metal. Since on the one hand gold is represented in earth's crust on average at a rate of a mere 0.005 gram per ton and therefore is rare, and on the other when pure, pleases the eye because of its warm "golden yellow" shine, its great appreciation dates far back into prehistoric times. Gold, next to frankincense (↗**Weihrauch**) and myrrh (↗**Myrrhe**), was one of the three gifts (↗**Geschenke**) by the Three Kings (↗**Heiligen Drei Könige**) to the Christ-child (↗**Christkind**). The Church Fathers deemed this a symbol of the Kingdom. Even today it is difficult to imagine the Christmas color spectrum without gold (the silvery ↗**Lametta**, the white snow (↗**Schnee**), the green Christmas tree (↗**Christbaum**), the red coat of Santa Claus (↗**Weihnachtsmann**), e.g. in the shape of paper stars (↗**Stern**) prepared according to partly complicated folding instructions from golden foil and used to adorn windows or as Christmas tree decoration (↗**Christbaumschmuck**).*

goose ↗**Gans**

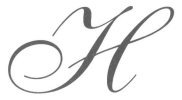

Heiligabend, von mhd. ze de wihen naheten, „zu den heiligen Nächten"; im ⌐**Kalender** der 24. Dezember, inbesondere an diesem Tag die Stunden vom Einbruch der Dämmerung bis zur Heiligen Nacht (auch Christnacht) vom 24. zum 25. Dezember; in den meisten deutschen Familien der lang erwartete Zeitpunkt der ⌐**Bescherung.** Dass er sich als solcher gegen den ursprünglich als Datum des Schenkens vorgesehenen Dreikönigstag am 6. Januar (⌐**Heilige Drei Könige**) durchgesetzt hat, ist vermutlich ein Zugeständnis an die sprichwörtliche „kindliche Ungeduld". Als alternativer Zeitpunkt für die Bescherung behauptet sich mancherorts noch hartnäckig der Morgen des 1. Weihnachtstags, der aber vermutlich à la longue aus nahe liegenden Gründen keinen Bestand haben wird: Das Licht von ⌐**Kerzen** wirkt am helllichten Tag eher blass (⌐**Weihnachtsstimmung**); und zudem bereitet manches ⌐**Geschenk**, bei Tageslicht besehen, eine eher unangenehme ⌐**Überraschung.**
Engl.: **Christmas Eve,** *f. Middle High German ze de wihen naheten, "to the holy nights"; in the* ⌐*Kalender December 24, on this day in particular the hours before dusk breaks until the Holy Night (also Christmas night) from December 24 to 25; for most German families the long-awaited moment of the* ⌐*Bescherung. That it has asserted itself against the originally intended day for the giving the presents, the Three King's Day on January 6 (*⌐*Heilige Drei Könige) is presumably a concession to a child's impatience. As an alternative moment of giving presents some people are still adamant about the morning of Christmas Day, which, however in the long run will not prevail for obvious reasons. The light of candles (*⌐*Kerzen) tends to be rather pale during daylight (*⌐*Weihnachtsstimmung); and also some gifts (*⌐*Geschenk), when viewed at daylight, may turn out to be a rather unpleasant surprise (*⌐*Überraschung).*

Heilige Drei Könige, nach der ⌐**Weihnachtsgeschichte** Gelehrte, die aus der Auslegung der Schrift und der Beobachtung des Sternhimmels (⌐**Stern**) die Ankunft des ⌐**Messias** weissagten, den neugeborenen ⌐**Jesus** auf Geheiß des eifersüchtigen ⌐**Herodes** in ⌐**Bethlehem** aufsuchten und dem ⌐**Christkind** Geschenke darbrachten. Ihr Festtag ist der 6. Januar (⌐**Kalender**). – Genau besehen ist an der Bezeichnung „Heilige Drei Könige" kein Wort wahr. *Heilig* sind diese Männer nämlich insofern nicht, als keiner von ihnen jemals in dem dafür erforderlichen Verfahren der katholischen Kirche in den Stand der Heiligkeit erhoben wurde. Dass es sich bei ihnen um *drei* Personen gehandelt haben soll, wurde erst im 3. Jh. aus der Zahl ihrer Gaben (⌐**Gold,** ⌐**Weihrauch** und⌐**Myrrhe**) geschlossen. Und schließlich war es auch eine viel spätere Erfindung, die aus den Weisen (Sterndeutern, Schriftgelehrten, Gesetzeskundigen) *Könige* machte. Persönliche Eigennamen – zunächst THADDADIA, MELCHIOR und BALYTORA – erhielten die Gabenspender frühestens im 6. Jh., und erst seit dem 8. Jh. heißen sie CASPAR,

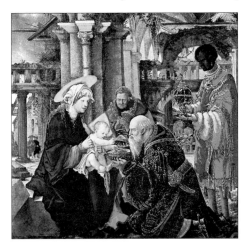

MELCHIOR und BALTHASAR. Dazu passt das Fehlen jedes verbürgten Hinweises darauf, dass einer dieser „Weisen aus dem Morgenland" ein „Mohr" war. Erst relativ späte Quellen (um 730) berichten, dass MELCHIOR ein Greis mit weißem Bart war, CASPAR ein bartloser Jüngling, während der Dritte, BALTHASAR, einen dunklen Vollbart trug: „Tertius fuscus, integre barbatus, BALTHASAR nomine". Somit bezieht sich das lat. Wort fuscus („dunkel", „schwärzlich") eindeutig auf den Bart (des BALTHASAR) und nicht auf die Hautfarbe. Warum vielfach CASPAR als der Dunkelhäutige der „Heiligen Drei Könige" angesehen wird, bleibt also aus mehreren guten Gründen unerfindlich. Auch ihre Herkunft „aus dem Morgenland" ist durch nichts verbürgt; bei Matthäus (2, 1) kamen sie schlicht „aus dem Osten". – Die angeblichen Gebeine der „Heiligen Drei Könige" werden im Kölner Dom verwahrt, wohin sie nach einer interessanten Odyssee im Jahr 1164 gelangten. Aber selbst im Zeitalter der Gen-Analyse dürfte es schwer fallen, die Authentizität dieser Knochen zu belegen. – All diese wissenschaftlichen Bedenken tun freilich der weltweiten Beliebtheit der „Heiligen Drei Könige" keinen Abbruch. Sie gehören zum Stammpersonal jeder ernst zu nehmenden ↗Krippe, und dass einer von ihnen vorgeblich ein Farbiger war, hat die Emanzipation dunkelhäutiger Menschen in der Christenheit entscheidend befördert. Verbreitet ist auch heute noch das ↗Sternsingen am 6. Januar. – Eine moderne Version der Geschichte von den Heiligen Drei Königen schuf MICHEL TOURNIER (* 1924) mit seinem Roman *Kaspar, Melchior & Balthasar* (1980) – idealer Lesestoff für die Zeit zwischen Weihnachten und dem Dreikönigstag und somit eine gute Empfehlung für den Gabentisch.

Engl.: **Three Kings,** *according to the Christmas story (↗Weihnachtsgeschichte) wise men who, from interpreting scribes and by observing the nocturnal sky (↗Stern) foretold the arrival of the Messiah (↗Messias), called on the new-born ↗Jesus at the behest of the jealous Herod (↗Herodes) in ↗Bethlehem and gave gifts to the Christ-child (↗Christkind). Their special day is January 6 (↗Kalender/calendar). In all honesty, not a word is true regarding the designation "Three (Holy) Kings". These men are not holy in as such that neither one of them was raised into the status of being holy through the respective procedure of the Catholic Church. That they are to have been a group of three was only deducted in the 3rd century from the number of their gifts ↗Gold, frankincense, (↗Weihrauch) and myrrh (↗Myrrhe). And finally, it was a much later fabrication which turned the wise men (astrologers, scribes, versed in the law) into Kings. Their own names – initially Thaddadia, Melchior and Balytora – were given to the donators no sooner than in the 6th century, and only since the 8th century have they been named Caspar, Melchior and Balthasar. This coincides with the missing of any authenticated reference saying that one of these "wise men from the Orient" was a "Moor". Only relatively late sources (around 730) report that Melchior was an old man with a white beard, Caspar a boy without beard, whereas the third man, Balthasar, had a dark full beard: "Tertius fuscus, integre barbatus, Balthasar nominee". Thus the Latin word fuscus ("dark", "blackish") clearly refers to the beard (of Balthasar) and not to the color of his skin. Why Caspar is frequently seen as the colored one of the "Three Kings" remains inexplicable for many good reasons. Neither is their home "from the Orient" authenticated; in Matthew (2, 1) they simply came "from the east". – The supposed mortal remains of the "Three Kings" are kept in the Cologne Dome, where they were taken following an interesting odyssey in the year 1164. But even in times of genetic analysis it would be difficult to vouch for the authenticity of these bones. – All these scientific reservations surely do no harm to the popularity of the "Three Kings". They belong to the regular staff of any nativity scene (↗Krippe) wishing to be taken seriously; and that one of them was presumed to be dark-skinned decidedly promoted the emancipation of colored people in Christianity. Remaining a widespread custom until today is caroling (↗Sternsingen) on January 6. – A modern version of the story of the Three Kings was created by Michel Tournier (*1924) with his novel Caspar, Melchior & Balthasar (1980) – ideal reading for the time between Christmas and the Day of the Three Kings, and thus a good recommendation for the Christmas gift table.*

Herod ↗Herodes

Herodes, König (* 72 v. Chr. † 4 v. Chr.), Statthalter Roms in Galiläa. Unter seiner Herrschaft wurden die Grenzen Israels bis nach Syrien und Ägypten ausgeweitet und zahlreiche imposante Bauvorhaben realisiert (Festungen, Aquädukte, Gymnasien, Theater, der Tiefseehafen von Cäsarea und der neue Tempel von Jerusalem). Diese öffentlichen Investitionen, verbunden mit beherzten Steuersenkungen und einer klugen Außenpolitik, bescherten seinem Volk Wohlstand und einen 30-jährigen Frieden. So wundert es nicht, dass ihm die Mitwelt den Beinamen „der Große" verlieh. Doch für die Nachwelt ist er – neben dem Brudermörder KAIN und dem Verräter JUDAS ISKARIOTH – einer der drei großen Bösewichter der christlich-abendländischen Geschichte. Und dies allein wegen einer kurzen Textpassage in einem der vier Evangelien (Matthäus 2, 16), wonach er in ↗**Bethlehem** und der ganzen Umgebung alle Knaben bis zum Alter von zwei Jahren töten ließ, um so den Messias, seinen vermeintlichen Konkurrenten als „König der Juden", aus der Welt zu schaffen. Da dieser Kindermord nirgendwo sonst in der zeitgenössischen Literatur erwähnt wird, verweisen ihn moderne Historiker ins Reich der Legende. Dennoch wird er in der ↗**Weihnachtsgeschichte** immer seinen festen Platz behaupten. – Dass das Todesjahr des HERODES mit 4 v. Chr. angegeben wird, sollte nicht irritieren (↗**Volkszählung**).
*Engl.: **Herod,** King (*72 B.C. † 4 AD), governor of Rome in Galilee. Under his rule the borders of Israel were extended through to Syria and Egypt and many impressive building projects were realized (fortresses, aqueducts, gymnasiums, theaters, the deep sea port of Caesarea and the new temple of Jerusalem). The public investments, linked with spirited tax reductions and a clever foreign policy, gave his people wealth and 30 years of peace. Therefore it comes as no surprise that his fellow men gave him the epithet "the Great". But for posterity – next to the fratricide Cain and the traitor Judas Iskarioth – he is one of the main villains of Western Christian history. And all this merely because of a short text passage in one of the four gospels (Matthew 2, 16), according to which he had all boys up to the age of two years killed in ↗**Bethlehem** and the entire surrounding in order to rid the world of the Messiah, the presumed rival as "King of the Jews". As this child-murder is not mentioned anywhere else in contemporary literature, modern historians place it into the realm of legend. Nonetheless, it will always assert its firm place in the Christmas story (↗**Weihnachtsgeschichte**). – The fact that the year of the demise of Herod is quoted with 4 B.C. should not be cause for irritation (↗**Volkszählung**/census).*

Hirten, lagerten bei ihrer Herde in der Nacht der Geburt JESU auf freiem Felde vor ↗**Bethlehem**, als ihnen ein Engel erschien und die Geburt des ↗**Messias** verkündete, wovon sie sich unverzüglich an der ↗**Krippe** überzeugten (Lukas 2, 8-20). Dass diese einfachen Leute lange vor den wohlhabenden Schriftgelehrten (↗**Heilige Drei Könige**) an der Geburtsstätte erscheinen durften, deutet voraus auf den ersten Satz der Bergpredigt: „Selig, die arm sind vor Gott, denn ihnen gehört das Himmelreich." (Matthäus 5, 3; vgl. Lukas 6, 20).
*Engl.: **shepherds,** camped near their flocks in the night Jesus was born under the open sky before ↗**Bethlehem**, when an angel appeared to them and announced the birth of the ↗**Messias**, of which they immediately convinced themselves by the manger (↗**Krippe**) (Luke 2, 8-20). That these simple people could appear long before the wealthy scribes (↗**Heilige Drei Könige** / Three Kings) at the place of birth indicates in advance the first line of the Sermon of the Mountain: "Blessed are the poor in spirit: for theirs is the kingdom of heaven". (Matthew 5, 3; cf. Luke 6, 20).*

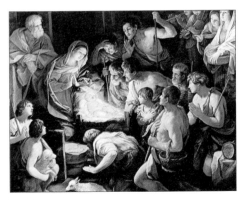

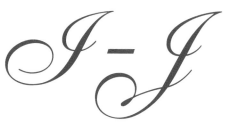

Ihr Kinderlein kommet, dt. ↗**Weihnachts-lied,** ein spätes Krippenlied (↗**Krippe**) aus der Zeit des Biedermeier. Der Text stammt von dem katholischen Theologen und Verfasser morali-scher Jugendschriften CHRISTOPH VON SCHMID (* 1768 † 1854) und soll der Legende nach 1798 oder 1810 in Erinnerung an die Weihnachts-krippe in dessen Geburtsort Dinkelsbühl ent-standen sein. Er thematisiert den Gegensatz

zwischen dem materiellen ↗**Geschenk** und dem ideellen Gehalt des Weihnachtsfestes.

Dem Text wurde die Melodie eines weltlichen Liedes von JOHANN ABRAHAM PETER SCHULZ (* 1747 † 1800) unterlegt (*Wie reizend, wie won-nig,* 1794). SCHULZ war Hofkapellmeister in Kopenhagen und vertonte u. a. auch *Der Mond ist aufgegangen* von MATTHIAS CLAUDIUS.

Engl.: Germ. **Christmas carol** *(↗Weihnachtslied), a late manger song (↗Krippe) from the Biedermeier period. The lyrics originate from the Catholic theolo-gian and author of moral youth texts Christoph von Schmid (*1768 †1854) and, so the legend has it, is to have been created after 1798 or 1810 in memory of the Christmas nativity scene at his place of birth in Dinkelsbühl. Its theme is the opposite between the material gift (↗Geschenk) and the non-material meaning of Christmas celebrations:*

(1) Ihr Kinderlein kommet, o kommet doch all'!
Zur Krippe her kommet in Bethlehems Stall;
und seht, was in dieser hochheiligen Nacht
der Vater im Himmel für Freude uns macht.

(2) O seht in der Krippe im nächtlichen Stall,
seht hier bei des Lichtleins hellglänzendem Strahl
in reinlichen Windeln das himmlische Kind
viel schöner und holder als Engel es sind.

(3) Da liegt es, das Kindlein, auf Heu und auf Stroh;
Maria und Joseph betrachten es froh.
Die redlichen Hirten knien betend davor;
hoch oben schwebt jubelnd der Engelein Chor.

(4) O beugt wie die Hirten anbetend die Knie,
erhebet die Händlein und danket wie sie.
stimmt freudig, ihr Kinder – wer sollt sich nicht freun? –
stimmt freudig zum Jubel der Engel mit ein!

(5) Was geben wir Kinder, was schenken wir dir,
du bestes und liebstes der Kinder, dafür?
Nichts willst du von Schätzen und Reichtum der Welt,
ein Herz nur voll Demut allein dir gefällt.

(6) „So nimm unsre Herzen zum Opfer denn hin;
wir geben Sie gerne mit fröhlichem Sinn;
und mache sie heilig und selig wie deins,
und mach sie auf ewig mit deinem in eins."

(1) O come little children, come all / to the manger in the stable in Bethlehem / and see what pleasure in this holy night / the father in heaven has given us. (2) O see in the manger in the nightly stable / see here by the bright glow of the light / the heavenly child wrapped in pure cloth / more beautiful and fairer than an angel. (3) There it is, the small child, on hay and straw / Mary and Josef look upon with happiness / the honest shepherds kneel praying before it / high above rejoices a choir of angels. (4) O as the shepherds kneel and pray / raise your little hands and be thankful like them / rejoice, small children – who should not rejoice? / Join the angels in their celebra-tions. (5) What do we children give, give to you as a gift / you the best and dearest child, for this / You want nothing of the treasures and wealth of this world / a heart filled with humility is all that pleases you. (6) "So take our hearts as a sacrifice / we give them with gladness and happiness / make them holy and blessed like yours / and unites them as one for eternity."

The melody for these lyrics was taken from a worldly song by Johann Abraham Peter Schulz (*1747 †1800) (Wie reizend, wie wonnig, 1794). Schulz was conductor to the court in Copenhagen and also wrote the music to, among others, Der Mond ist aufgegangen (The Moon has Come up) by Matthias Claudius.

Josef, auch Joseph, hebr. „Gott gebe Vermehrung", Ziehvater Jesu und Verlobter der Jungfrau ↗**Maria**, stammte aus dem Geschlecht des Königs David aus ↗**Bethlehem** und lebte als Zimmermann in ↗**Nazaret** (* um 80 v. Chr.).

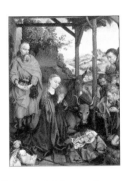

Er hatte vier leibliche Söhne mit Namen Jakobus, Joseph, Simon und Judas und mehrere Töchter (Matthäus 13, 55), nach der Auffassung der Kirchenväter des Ostens aus einer ersten Ehe, und war (nach einer späteren Überlieferung) zur Zeit der Geburt Jesu bereits 80 Jahre alt. Seine letzte Erwähnung in den Evangelien findet sich bei Lukas (2, 41–50), als der zwölfjährige Jesus seinen Eltern beim Besuch des Passafestes in Jerusalem abhanden kommt. Demnach müsste Josef mindestens 92 Jahre alt geworden sein. Im 10. Jh. wurde der 19. März der Gedenktag Josefs, wohl um das Fest der Minerva, der römischen Göttin des Handwerks, zu ersetzen. In vielen katholischen Ländern, so in Spanien, ist der 19. März auch Vatertag.

Engl.: Josef, also Joseph, Hebr. "May God increase", Jesus' foster father and fiancé of the Virgin Mary (↗Maria), came from the family of King David from ↗Bethlehem and lived as a carpenter in ↗Nazareth (*around 80 B.C.). He had four real sons named James, Joseph, Simon and Judas and several daughters (Matthew 13, 55), according to the Fathers of the Church of the East from a first marriage, and was (according to later written records) at the time of Jesus' birth already 80 years of age. He is last mentioned in the gospel at Luke (2, 41-50), when the parents of the twelve-year old Jesus lost him during a visit to the Feast of the Passover in Jerusalem.

According to this Josef must have become at least 92 years of age. In the 10th century March 19 became the day of remembrance of Josef, presumably to replace the Festival of Minerva, the Roman goddess of handicrafts. In many Catholic countries, such as in Spain, March 19 is also Father's Day.

Julfest, das ursprünglich germ. Fruchtbarkeitsfest zur ↗**Wintersonnwende**. Der Name geht vermutlich auf das germ. Wort giuli, „Rad" zurück. Die Furcht, dass die immer schwächer werdende Sonne vielleicht einmal nicht wieder an Kraft gewinnen könnte, ließ unsere Vorfahren durch verschiedene Beschwörungsriten zum Julfest die lebensnotwendige Wiederkehr des sonnenwarmen und lebenswichtige Früchte bringenden Frühlings und Sommers beschwören, indem sie in der längsten Nacht des Jahres z. B. ein Feuerrad bergabwärts rollen ließen. (Dieser Brauch findet noch einen schwachen Wiederschein in unserem heutigen Silvesterfeuerwerk.) Unter dem Einfluss des Nationalsozialismus, als alle christlichen Feste germanisiert werden sollten und der ↗**Christbaum** in „Jultanne" umbenannt wurde (↗**DDR**), besann man sich (übrigens mit wenig Erfolg) auf diese vorchristlichen Bräuche und wollte etwa auch den ↗**Nikolaus** und das ↗**Christkind** als Gabenbringer durch Frau Holle ablösen (↗**Raunächte**).

yuletide, originally Germanic fertility celebrations at winter solstice (↗Wintersonnwende). The name presumably goes back to the Germanic word giuli, meaning "wheel". The fear of the ever weaker growing sun never regaining its power led our predecessors to charm the essential return of spring and summer warmed by the rays of sunlight, producing vital fruit, with the help of various incantations at Yuletide, and for example roll a wheel of fire down a hill on the longest night of the year. (This custom is only vaguely reflected in today's New Year's Eve fireworks display.) Under National Socialism, when all Christian festivities were Germanised and the Christmas tree (↗Christbaum) was renamed a "Yuletide fir" (GDR, ↗DDR), these pre-Christian customs were remembered (with little success) and even St. Nicholas (↗Nikolaus) and the Christ-child (↗Christkind) as the bringers of gifts were to be replaced by Frau Holle (Twelve Nights, ↗Raunächte).

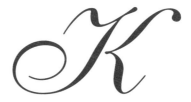

Kalender, von lat. Kalendae, „der erste jedes Monats" im röm. Kalender; allgemein alle Festsetzungen zur Einteilung der Zeit, insbesondere aber des Jahreslaufs. Zur Zeit von Jesu Geburt galt der von Julius Caesar (* 100 v. Chr. † 44 v. Chr.) eingeführte und nach ihm benannte Julianische Kalender, der erstmals am Ende jedes vierten Jahres einen Schalttag vorsah. Das Jahr begann mit dem 1. März, demnach war der Weihnachtsmonat Dezember der zehnte im Jahreslauf (lat. decem, „zehn"). Die christl. Liturgik legte seit dem 2. Jh. die Festtage im Kirchenjahr fest; im zeitlichen Umfeld der Geburt Jesu sind dies insbesondere:

15. November	Beginn der Fastenzeit in der Ostkirche
4. Dezember	St. ↗**Barbara**
6. Dezember	St. ↗**Nikolaus**
8. Dezember	Mariä Empfängnis
13. Dezember	St. ↗**Lucia**
18. Dezember	Mariä Erwartung
21. Dezember	St. Thomas (↗**Julfest**, ↗**Raunächte**)
24. Dezember	↗**Heiligabend**
25. Dezember	1. Weihnachtstag
26. Dezember	2. Weihnachtstag
28. Dezember	Tag der unschuldigen Kinder
31. Dezember	Silvester
1. Januar	Neujahr, Tag der Namensgebung Jesu
6. Januar	↗**Epiphanias**, ↗**Heilige Drei Könige**

Hinzu kommen als bewegliche Festtage der 1. bis 4. ↗**Advent**, die vier Sonntage vor dem 1. Weihnachtstag (↗**Adventskalender**). Der 1. Advent kann frühestens auf den 27. November, spätestens auf den 3. Dezember fallen. Weihnachten ist (im Unterschied zu Ostern) kein bewegliches Fest, da die Weihnachtsfeiertage stets am 25. und 26. Dezember begangen werden und somit auf jeden Tag der Woche fallen können. Dies führt dazu, dass man heute Jahre mit einer „Arbeitnehmerweihnacht" (Weihnachten an Werktagen) und einer „Arbeitgeberweihnacht" (Weihnachten am ohnehin arbeitsfreien Wochenende) unterscheidet. So ist z. B. 2003 ein arbeitnehmerfreundliches Jahr, während der Kalender 2004 die Arbeitgeber begünstigen wird. Der durch diese kalendarischen Verschiebungen bedingte Produktivitätsausfall (aus Sicht der Arbeitgeber) bzw. Gewinn an Erholungszeit (aus Sicht der Arbeitnehmer) wird noch durch den Umstand verschärft, dass der Neujahrsfeiertag am 1. Januar genau eine Woche nach dem 2. Weihnachtstag begangen wird.

Von Bedeutung ist außerdem der Tag der ↗**Wintersonnwende**, Winterbeginn, der kürzeste Sonntag des Jahres, am 22. Dezember. – Die ↗**Saturnalien** im alten Rom wurden vom 17. bis zum 23. Dezember gefeiert.

Engl.: **calendar,** *f. Lat. Kalendae, "first day of the month" in the Roman calendar; generally all stipulations to arrange the time, especially the course of the year. At the time Jesus was born the Julian calendar introduced by Julius Caesar (*100 B.C. † 44 B.C.) and named after him was used, which for the first time at the end of every fourth year saw a leap-day. The year started on March 1, according to this the Christmas month of December was the tenth in the course of the year (Lat. decem, "ten"). Christian liturgics has determined since the 2nd century the feast days in the ecclesiastical year; around the time of the birth of Jesus they are in particular:*

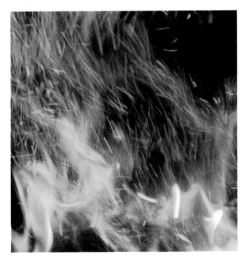

15. November	Start of fasting in Eastern Church
4. December	St. ↗Barbara
6. December	St. Nicholas (↗Nikolaus)
8. December	Immaculate Conception of the Blessed Virgin Mary
13. December	St. Lucy (↗Lucia)
18. December	Anticipation
21. December	St. Thomas (↗Julfest, ↗Raunächte)
24. December	Christmas Eve (↗Heiligabend)
25. December	Christmas Day
26. December	Boxing Day
28. December	Holy Innocents
31. December	New Year's Eve
1. January	New Year, Day of Giving Name to Jesus
6. January	Epiphany (↗Epiphanias), Three Kings (↗Heilige Drei Könige)

Plus, as movable feast days the 1st to 4th ↗Advent, the four Sundays before Christmas Day (↗Adventskalender/Advent calendar). The 1st Advent can not be before November 27 and no later than December 03. Christmas (contrary to Easter), and is not a movable celebration since the Christmas holidays are always celebrated on December 25 and 26 and therefore can fall on any day of the week. This leads to the differentiation of an employee-friendly Christmas (Christmas on workdays) and employer-friendly Christmas (Christmas on weekends). For example, the year 2003 is an employee-friend year, whereas the calendar for the year 2004 will favor the employer. The loss of productivity caused by these shifts in the calendar (from the viewpoint of employers) or gain in recreation (from the viewpoint of employees) is even aggravated by the fact that New Year's Eve is celebrated on January 1, exactly one week after Boxing Day.
Also of importance is the day of winter solstice (↗Wintersonnwende), the start of winter, the shortest day of the year, on December 22. – The Saturnalia (↗Saturnalien) in ancient Rome were celebrated from December 17 to 23.

Katastrophe, griech. „Umwendung, Umkehrung", plötzlich eintretendes, wenngleich oft lange im Verborgenen angebahntes Ereignis (↗Überraschung) in Natur oder Kultur, welches einen Lebenszusammenhang so nachhaltig (zer)stört, dass dessen Wiederherstellung, die an das Bisherige anknüpfen könnte, in Frage gestellt ist. Dass kleine und größere „Katastrophen", vom Zerbrechen der Christbaumkugeln (↗Christbaumschmuck) bis zum Zimmerbrand (↗Feuerwehr), vom Anbrennen der Weihnachtsgans (↗Gans) bis zur bodenlosen Enttäuschung über ein verfehltes ↗Geschenk ausgerechnet an Weihnachten, dem Fest der Freude und des Friedens, in der modernen Zeit nahezu unvermeidlich scheinen, hängt einerseits ganz profan mit der Hektik der Festvorbereitungen zusammen. Andererseits darf man die Überfrachtung der weihnachtlichen Feiertage mit unrealistischen Wünschen und irrationalen Emotionen dafür verantwortlich machen, wenn das Fazit am 27. Dezember in mancher Familie lautet: „Weihnachten war wieder einmal eine einzige Katastrophe!" Zur Vermeidung solcher Katastrophen ergreifen zunehmend mehr Zeitgenossen die ↗Flucht vor dem Weihnachtstrubel und setzen sich rechtzeitig ins (vorzugsweise sonnige) Ausland ab.

*Engl.: **catastrophe**, Greek "overturning, sudden turn", suddenly arising albeit long concealed, evolving event (↗Überraschung/surprise) in nature or* culture, which lastingly interrupts or destroys a context in life as such that its restoration linking it to the prior moment, is questioned. That minor and major "catastrophes", from breaking the Christmas tree balls (↗**Christbaumschmuck**) to a fire in the room (↗**Feuerwehr**), from burning the Christmas roast dinner (↗**Gans**) to the immeasurable disappointment about the wrong gift (↗**Geschenk**) seem almost unavoidable at Christmas, the time of joy and peace, in modern days depends on the one hand quite profanely on the stress created in preparing for the festivities. On the other hand, overloading the Christmas holidays with unrealistic wishes and irrational emotions can be made responsible for this if the conclusion on December 27 drawn in some families is: "Christmas was one hell of a catastrophe again!" To avoid such catastrophes more and more friends and foes prefer to flee from the holiday tribulations and take off to (preferably sunnier) realms abroad.

Kerze, eine mit offener Flamme brennende Lichtquelle aus Talg, Bienenwachs, Stearin oder Paraffin. Kerzen sind in der Vorweihnachtszeit am ↗**Adventskranz** völlig und an ↗**Heiligabend** am ↗**Christbaum** nahezu unentbehrlich und tragen mit ihrem warmen, natürlichen Licht, seit Erfindung der Duftkerze (↗**Duft**) auch durch ihren Geruch maßgeblich zum erwünschten Aufkommen der ↗**Weihnachtsstimmung** bei. Allerdings sind die mit ihrer Ver-

wendung einhergehenden Gefahren (↗**Feuerwehr**) nicht zu vernachlässigen, um ↗**Katastrophen** vorzubeugen. Früher waren auch große Kerzen mit 24 Markierungen im Gebrauch, die Strich für Strich und Tag um Tag abgebrannt wurden und somit als besondere Form des ↗**Adventskalenders** anzusehen sind.

Engl.: **candle,** *a source of light burning at an open flame made of tallow, bees' wax, stearin or paraffin. Candles are almost indispensable during the pre-Christmas season on the Advent wreath (↗**Adventskranz**) and on Christmas Eve (↗**Heiligabend**) on the Christmas tree (↗**Christbaum**) and with their warm natural light contribute considerably since the invention of the scented candle (↗**Duft**/aroma) even with their fragrance to the desired creation of a Christmas atmosphere (↗**Weihnachtsstimmung**). However, the risks associated with their use (↗**Feuerwehr**/fire brigade) are not to be neglected in order to prevent catastrophes (↗**Katastrophe**). In the past large candles with 24 markings were used, which were burnt line for line every day and thus are to be viewed as a particular form of the Advent calendar (↗**Adventskalender**).*

Kling, Glöckchen, klingelingeling, dt. ↗**Weihnachtslied**. Der Text stammt von KARL ENSLIN (* 1814 † 1875), die Melodie ist wohl eine Volksweise:

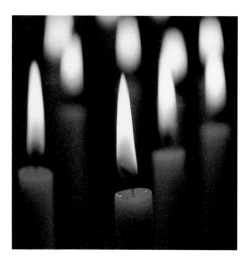

(1) Kling, Glöckchen, klingelingeling,
kling, Glöckchen, kling!
Lasst mich ein, ihr Kinder,
s'ist so kalt der Winter,
öffnet mir die Türen,
lasst mich nicht erfrieren!
Kling, Glöckchen, klingelingeling,
kling, Glöckchen, kling!

(2) Kling, Glöckchen, klingelingeling,
Kling, Glöckchen, kling!
Mädchen, hört, und Bübchen,
macht mir auf das Stübchen,
bring' euch viele Gaben,
sollt euch dran erlaben!
Kling, Glöckchen, klingelingeling,
kling, Glöckchen, kling!

(3) Kling, Glöckchen, klingelingeling,
kling, Glöckchen, kling!
Hell erglühn die Kerzen,
öffnet mir die Herzen,
will drin wohnen fröhlich,
frommes Kind, wie selig.
Kling, Glöckchen, klingelingeling,
kling, Glöckchen, kling!

Der außerhalb der eigentlichen Weihnachtszeit oft als kitschig empfundene Klang und Gehalt mancher ↗**Weihnachtslieder** luden gelegentlich zu deren parodistischer Verfälschung ein. So fand das vorstehende Lied einst sogar in folgender Abwandlung Eingang in die Fankurve des Fußballvereins Eintracht Frankfurt:

Kling, Glöckchen, klingelingeling,
kling, Glöckchen, kling!
Die Eintracht, die wird Meister,
Schalke wird nur Zweiter,
Bayern wird nur Dritter,
oh wie ist das bitter!
Kling, Glöckchen, klingelingeling,
kling, Glöckchen, kling!

Die Strafe für diese Profanierung christlichen Liedguts folgte freilich auf dem Fuße: Eintracht Frankfurt wurde in jener sangesfreudigen Saison nur Vierter.

Engl.: Germ. **Christmas carol** *(↗Weihnachtslied). The lyrics were written by Karl Enslin (* 1814 † 1875), the melody seems to be taken from a folk-tune:*

(1) Ring, bells, go tingalingaling / Ring, little bells! / O how cold the winter! / Will you let Me enter? / Do not bar the doorway / On my blessed birthday! / Ring, bells, go tingalingaling, / Ring, little bells! (2) Ring, bells, go tingalingaling, / Ring, little bells! / Maid and Infant tender / Will you let Us enter? / To Us shelter giving / And the Father praising? / Ring, bells, go tingalingaling / Ring, little bells. (3) Ring, bells, go tingalingaling / Ring, little bells! / In our hearts now stealing / 'Mid the bells all pealing / Joy and blessing holy / From the Child so lowly / Ring, bells, go tingalingaling / Ring, little bells.

The sound and lyrics of some Christmas carols (↗Weihnachtslieder) which are often deemed kitsch outside the actual holiday season, sometimes led to a parody of them. The above carol once even entered the fan stands of the Eintracht Frankfurt soccer club with the following changes:

Ring, bells, go tingalingaling / Ring, little bells! / Eintracht will be champions / Schalke will be trailing / Bayern comes thereafter / O what a disaster! / Ring, bells, go tingalingaling / Ring, little bells!

The punishment for such profane abuse of Christian songwriting naturally followed instantly: Eintracht Frankfurt only came fourth during that song-happy season.

Kommet, ihr Hirten, dt. ↗**Weihnachtslied** des Chordirigenten und Leipziger Musikprofessors CARL RIEDEL (* 1827 † 1888) zu einer von ihm bearbeiteten Melodie aus der böhmischen Volksmusik. Das heute wohl populärste einer unüberschaubaren Zahl von Hirtenliedern (↗**Hirten**) im weihnachtlichen Liedgut.

(1) Kommet, ihr Hirten, ihr Männer und Fraun,
kommet, das liebliche Kindlein zu schaun,
Christus, der Herr, ist heute geboren,
den Gott zum Heiland euch hat erkoren.
Fürchtet euch nicht!

(2) Lasset uns sehen in Bethlehems Stall,
was uns verheißen der himmlische Schall.
Was wir dort finden, lasset uns künden,
lasset uns preisen in frommen Weisen:
Halleluja!

(3) Wahrlich, die Engel verkündigen heut'
Bethlehems Hirtenvolk gar große Freud'.
Nun soll es werden Frieden auf Erden,
den Menschen allen ein Wohlgefallen:
Ehre sei Gott!

Das Lied wird oft bei Krippenspielen dargeboten; dann singen die Hirten die zweite Strophe, die erste und dritte Strophe wird von der ganzen Gemeinde angestimmt.

Engl.: Germ. **Christmas carol** *(↗Weihnachtslied) by the choir conductor and Leipzig professor of music Carl Riedel (*1827 †1888) for a melody he treated from Bohemian folk music. Today must be the most popular shepherd's song (↗Hirten/shepherd) among an innumerable number of shepherd's songs.*

(1) Come, all ye shepherds, come hark unto me! / Go ye to Bethlehem, Jesus to see! / Great is the story, great is His glory, / Great is the story, Great is His glory, / Be not afraid! (2) Let us obey now the heavenly voice! / Jesus, our Savior's born. / Come and rejoice! Come every nation, give adoration, / come every nation, give adoration, / Gifts to Him present! (3) Truly the angels have spoken today: / See Mary, Jesus, the stable, the hay! / Hear their sweet singing, round us now ringing, / Hear their sweet singing, round us now ringing, / Glory on high!

The carol is often sung during nativity plays; the shepherds then sing the second verse, the entire congregation then joins in with the first and the third verse.

Koran, das heilige Buch des Islam, Sammlung der etwa 610 bis 631 n. Chr. dem Propheten MOHAMMED zuteil gewordenen Offenbarungen. JESUS erscheint im Koran unter seinem syrischen Namen ISA, auch mit dem Beinamen AL-MA-SIH (↗**Messias**). In der 19. Sure mit dem Namen Maryam (↗**Maria**) wird die Geburt JESU erzählt. *Engl.: **Koran**, the Holy Book of Islam, collection of the revelations bestowed at around 610 to 631 A. D. on the prophet Mohammed. Jesus is mentioned in the Koran under his Syrian name Isa, also with the epithet al-Ma-sih (↗Messias/Messiah). Sura 19 named Maryam (↗Maria/Mary) recounts the birth of Jesus.*

Krippe, von althochdt. krippa, „Flechtwerk", ein geflochtener Korb zur Fütterung von Haustieren wie Ochsen und ↗**Eseln**, ursprünglich also die Bezeichnung für die erste Schlafstätte des neugeborenen ↗**Messias**. Das Wort wurde Pars pro Toto auf figürliche Darstellungen („Weihnachtskrippen") der Heiligen Familie (↗**Maria**, ↗**Josef** und das ↗**Christkind**), der ↗**Hirten** und der ↗**Heiligen Drei Könige** im ↗**Stall** zu ↗**Bethlehem** übertragen, die seit der Mitte des

16. Jh. zunächst in portugiesischen, spanischen und italienischen, bald darauf auch in süddeutschen Kirchen und an Fürstenhöfen in der Advents- und Weihnachtszeit aufgestellt wurden. Die Idee einer plastischen Darstellung der ↗**Weihnachtsgeschichte** geht angeblich auf den Heiligen FRANZISKUS VON ASSISI (*1181 †1226) zurück, der an ↗**Weihnachten** 1223 in der Einsamkeit der Alverner Berge bei Arezzo eine berühmt gewordene Krippenfeier abhielt. Im Barock wurden, besonders von den Jesuiten, immer aufwändigere und kostspieligere Krippen errichtet, die schließlich in den Kirchen oft ganze Seitenschiffe ausfüllten. In der Zeit der Aufklärung und Säkularisation geriet dieser Prunk aus der Mode, KAISER JOSEPH II. von Habsburg verbot gar 1782 die Krippe in seinem Machtbereich ganz. Dennoch hat die Weihnachtskrippe ihren Platz unter dem ↗**Christbaum**, insbesondere in katholischen Familien, bis heute behaupten können. Neben den o. g. Figuren gehören ein ↗**Stern** und ein ↗**Engel** zum festen Bestand. – Nach altem Brauch wird die noch leere Krippe am 1. ↗**Advent** aufgebaut. ↗**Heiligabend** ziehen dann MARIA und JOSEF dort ein, in der Nacht wird das Christkind in die Krippe gelegt, wenig später erscheinen die Hirten, und erst am 6. Januar die Heiligen Drei Könige und der Stern, der sie zum Stall von Bethlehem geleitete. *Engl.: **manger or crib**, Old High German krippa, "wickerwork", a woven basket to feed domestic animals such as the ox and donkey (↗Esel), originally also the designation of the first bed of the newborn Messiah (↗Messias). The word has been pars pro toto to the physical illustration ("Christmas manger") of the holy family (↗Maria, ↗Josef and the ↗Christkind), the shepherds (↗Hirten) and the Three Kings (↗Heiligen Drei Könige) at the stable (↗Stall) in ↗Bethlehem, which since the mid-16th century initially was put up in Portuguese, Spanish and Italian churches, and soon thereafter also in south German churches and at princes' palaces during the Advent and Christmas season. The idea of a plastic illustration of the Christmas story (↗Weihnachtsgeschichte) supposedly dates back to Holy Francis of Assisi (*1181 †1226) who at Christmas (↗Weihnachten) in 1223, in the solitude of the*

Alvern Mountains near Arezzo held the by now famous manger celebrations. During the baroque period, ever more elaborate and costly nativity scenes were set up, especially be the Jesuits, which finally filled entire side aisles in churches. During Enlightenment and Deconsecration this splendor became unfashionable, Emperor Joseph II. of Habsburg even prohibited nativity scenes in 1782 in total within his sphere of influence. Still, the Christmas crib could assert its place below the Christmas tree (↗Christ-baum), especially in Catholic families, until today. Next to the above characters a star (↗Stern) and a donkey (↗Esel) are fixed items. – Ancient custom has it that the empty crib is set up on the 1st ↗Advent. On Christmas Eve (↗Heiligabend) Mary and Joseph then move in, and overnight the Christ-child is laid into the crib; shortly thereafter the she-pherds appear and only on January 6 do the Three Kings join them with the star, which showed them the way to the stable in Bethlehem.

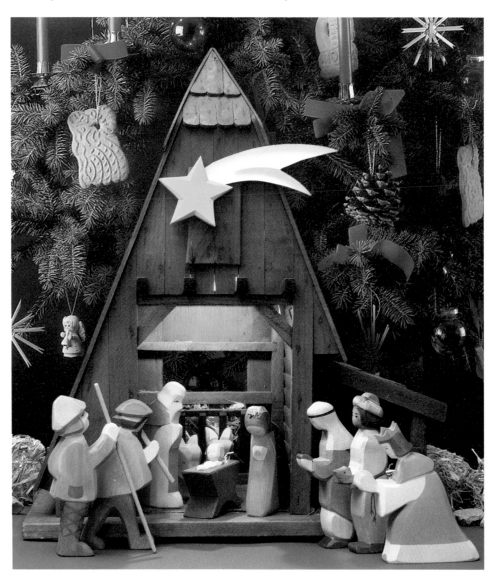

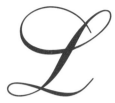

Lametta, Diminutiv zu ital. lama, „Metallblatt", dünn und flach ausgewalzte Fäden aus Silber, Zinn, verzinktem Blei oder poliertem Aluminium. Das Geburtsjahr dieses traditionellen ↗**Christbaumschmucks** wird in manchen Quellen auf 1610, in anderen auf 1878 datiert – jeweils ohne Angabe der genauen Umstände. Auch die Symbolik des Lamettas wird verschieden gedeutet: als Erinnerung an die himmlischen Heerscharen, die den Hirten erschienen („Engelshaar"); an die glanzvollen Geschenke der ↗**Heiligen Drei Könige**; oder ganz allgemein als Zeichen der himmlischen Herrlichkeit. Angesichts solcher unbefriedigenden Deutungen verwundert es nicht, dass in den USA eine moderne Lametta-Legende entstand:

Eine arme Frau konnte es sich nicht leisten, Schmuck für den Christbaum zu kaufen. So stand der Baum in der Nacht auf Weihnachten ganz kahl und schmucklos in der kargen Stube, und die Frau sah der Bescherung mit Schrecken entgegen: Wie würden ihre Kinder doch enttäuscht sein! Die Spinnen, die verborgen im Zimmer hausten, hatten Mitleid mit ihr, krabbelten in den Christbaum und sponnen zwischen den Zweigen ihre Netze. Als das Christkind seine Geschenke bringen wollte, sah es die Spinnweben im Baum, freute sich über diese gut gemeinte Mithilfe der Spinnen – und malte sich zugleich aus, wie die Kinder am nächsten Morgen enttäuscht sein würden, wenn der Baum von hässlichen Spinnweben übersät wäre. Darum versilberte das Christkind die Spinnfäden und sorgte damit für eine freudige Überraschung am Weihnachtstag.

In neuester Zeit ist auch Lametta aus versilberter Kunststofffolie erhältlich, die aber – wie übrigens auch Lametta aus Alufolie – brennbar ist (↗**Feuerwehr**). Bleihaltiges Lametta sollte vermieden werden (↗**Umweltschutz**). – Mit ganz unweihnachtlichem Zynismus bezeichnete der Volksmund im 2. Weltkrieg die Metallfäden, die von den alliierten Bombenflugzeugen zur Ablenkung der Radarstationen über den deutschen Großstädten abgeworfen wurden, als „Lametta".

Engl.: **lametta,** *diminutive of Ital. lama, "metal sheet", thin and flat pressed threads of silver, tin, galvanized lead or polished aluminum. The year of birth of this traditional Christmas tree decoration (↗**Christbaumschmuck***) goes back according to some sources to 1610, to others to 1878 – respectively without stating the precise circumstances. Even the symbolism of lametta is interpreted differently: in memory of the heavenly hosts which appeared before the shepherds ("angel's hair"); or of the magnificent gifts of the Three Kings (↗**Heiligen Drei Könige***); or simply as a sign of heavenly glory. In view of such unsatisfactory interpretations it is no surprise that a modern lametta legend was created in USA:*

A poor woman could not afford to buy decorations for the Christmas tree. The tree stood bare and without adornment in the empty room during the night and the woman was not looking forward to giving her presents: How she would disappoint her children! The spiders hiding in the room felt sorry for her, crawled up the Christmas tree and spun their webs between the branches. When the Christ-child wanted to bring its gifts, it saw the cobwebs in the tree, was happy about this well-meant help of the spiders – and imagined just how disappointed the children would be the next day if the tree were covered in ugly cobwebs. Therefore the Christ-child silvered the spiders' threads and thus made sure that there would be a happy surprise on Christmas Day.

More recently lametta is also available as a silver plastic film which, however – just like lametta made of aluminum foil – is flammable (↗**Feuerwehr**/fire brigade). Lead-bearing lametta should be avoided (↗**Umweltschutz**/environmental protection). With utmost non-Christmas-like cynicism people termed the metal threads dropped during World War II from allied aircraft over major German cities to distract radar stations "lametta".

Lasst uns froh und munter sein, ein Lied unbekannter Herkunft zum Nikolaustag (↗**Nikolaus**), wohl aus dem kinderfreundlichen 19. Jh.:

> _(1) Lasst uns froh und munter sein_
> _und uns recht von Herzen freun!_
> _Lustig, lustig, traleralera!_
> _Bald ist Nikolausabend da,_
> _bald ist Nikolausabend da!_
>
> _(2) Dann stell ich den Teller auf,_
> _Nik'laus legt gewiss was drauf._
> _Lustig, lustig, traleralera!_
> _Bald ist Nikolausabend da,_
> _bald ist Nikolausabend da!_
>
> _(3) Wenn ich schlaf', dann träume ich,_
> _jetzt bringt Nik'laus was für mich._
> _Lustig, lustig, traleralera!_
> _Bald ist Nikolausabend da,_
> _bald ist Nikolausabend da!_
>
> _(4) Wenn ich aufgestanden bin,_
> _lauf ich schnell zum Teller hin._
> _Lustig, lustig, traleralera!_
> _Bald ist Nikolausabend da,_
> _bald ist Nikolausabend da!_
>
> _(5) Nik'laus ist ein guter Mann,_
> _dem man nicht genug danken kann!_
> _Lustig, lustig, traleralera!_
> _Bald ist Nikolausabend da,_
> _bald ist Nikolausabend da!_

Bei diesem Lied tritt der weihevolle, oft auch ernste Gehalt älterer ↗**Weihnachtslieder** ganz zurück („Lustig, lustig, traleralera!"), und selbst der vielfach als bedrohlich empfundene Nikolaus ist nurmehr ein „guter Mann". Die Weihnachtszeit ist eine Zeit der Kinderfreuden, vor allem der ↗**Geschenke** und ↗**Überraschungen**, aber auch der winterlichen Vergnügungen wie Schneemannbauen und Schneeballschlacht (↗**Schnee**), sowie der Weihnachtsferien, die in einer weiteren Strophe dieses Liedes (wohl aus dem Hunsrück oder Rheinland) bejubelt werden:

> _(6) Bald ist unsere Schule aus,_
> _dann ziehn wir vergnügt nach Haus._
> _Lustig, lustig, traleralera!_
> _Bald ist Nikolausabend da,_
> _bald ist Nikolausabend da!_

Engl.: a song of unknown origin for the Day of St. Nicholas (↗**Nikolaus**), probably from the children-friendly 19th century:
(1) Let us be gay and merry / and happy at heart! / Jolly, jolly, lalalalala! / Nicholas is coming soon, / Nicholas is coming soon! / (2) I will place my plate / Nicholas is bound to put something on it / Jolly, jolly, lalalalala! / Nicholas is coming soon, / Nicholas is coming soon! (3) When I sleep I dream / that Nicholas brings something for me / Jolly, jolly, lalalalala! / Nicholas is coming soon, / Nicholas is coming soon! (4) When I awake / I quickly run to the plate / Jolly, jolly, lalalalala! / Nicholas is coming soon, / Nicholas is coming soon! (5) Nicholas is a good man / who must be thanked in many ways / Jolly, jolly, lalalalala! / Nicholas is coming soon, / Nicholas is coming soon!

With this song the solemn, often even serious content of older Christmas carols (↗**Weihnachtslieder**) steps back ("Jolly, jolly, lalalala!"), and even the character of Nicholas frequently deemed threatening is nothing but a "good man". The holiday season is a time for children to enjoy themselves, mainly because of the gifts (↗**Geschenke**) and surprises (↗**Überraschungen**), but also because of the wintry pleasures such as building a snowman and snowball fights (↗**Schnee**/snow), as well as the Christmas vacation, which is celebrated in a further verse of this song (must be from Hunsrück or the Rhineland):

(6) Soon school will be out / then we will go home with joy / Jolly, jolly, lalalalala! / Nicholas is coming soon, / Nicholas is coming soon!

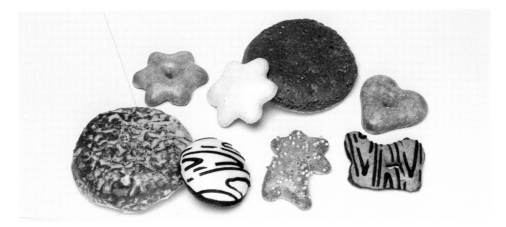

Lebkuchen, ein besonders zu Weihnachten beliebtes Traditionsgebäck, (↗**backen**), spezielle Form des Honigkuchens, um dessen Geburtsrecht sich noch heute die Städte Nürnberg und Ulm streiten. Die Herkunft des Wortes ist ebenso umstritten wie die ideale Rezeptur. Hat es etwas mit „Lebenskuchen" oder „Labekuchen" zu tun? Stammt es von poln. lipa, „Linde" ab, weil dieser Baum den nötigen Honig spendete? Liegt ihm das lat. Wort libum, „Fladen" zu Grunde? Steckt das althochdt. leb, „Heil- und Arzneimittel", dahinter? Oder gar das hebr. leb für „Herz"? Bekannt ist der Begriff seit dem 13. Jh., und ebenso alt ist die gerade in der kalten Jahreszeit willkommene Heilkraft und gesundheitsfördernde Wirkung des Lebkuchens. Schon die alten Germanen beschworen in der dunkelsten Nacht des Jahres (↗**Wintersonnenwende**) mit Honigkuchen die Wiederkehr des Sonnenlichts. Das älteste schriftlich überlieferte Rezept, das im Germanischen Nationalmuseum in Nürnberg aufbewahrt wird, nennt Zucker, Mehl und natürlich Honig als Grundzutaten. Erst später kamen Eier, Haselnüsse und Mandeln, noch später Kakao, Orangeat und Zitronat hinzu. Doch die „Wissenschaft" der Lebkuchenbäckerei, die zahlreiche streng gehütete Geheimrezepte hervorgebracht hat, beginnt erst mit der Zumessung der verschiedenen, oft neunerlei ↗**Gewürze**. Die höchste Qualitätsstufe der Lebkuchenbäckerei erreichen die Elisenlebkuchen, deren Namensherkunft ebenfalls nicht gesichert ist. Einer Burggräfin dieses Namens wurden

angeblich besonders gut geratene Nürnberger Lebkuchen in die Mark Brandenburg nachgeschickt und namentlich zugeeignet. Eine andere Quelle will wissen, dass die Taufpatin das wunderschöne Töchterlein eines Nürnberger „Lebzelters" (Lebkuchenbäckers) war. Elisenlebkuchen durften in früheren Zeiten kein Mehl enthalten, heute sind nach den Qualitätsstandards bis zu 10 % Mehlanteil zulässig.

Rezept „Lebkuchen" (für ca. 30 Stück)
Zutaten:
5 Eier
300 g Zucker
200 g Mehl
100 g Honig
250 g ungeschälte, fein geriebene Mandeln
je 50 g Orangeat und Zitronat
1 Teelöffel Zimt
je eine Messerspitze Kardamom, Nelken, Muskatblüte und Piment
Backoblaten rund (Durchmesser 8 cm) oder eckig

Für die Glasur:
80 g Zucker
1 Esslöffel Zitronensaft

Die Eier mit dem Zucker im Wasserbad mit dem Handrührgerät schaumig schlagen. Das Orangeat und Zitronat sehr fein würfeln, mit den geriebenen Mandeln und den Gewürzen mischen und unter die Schaummasse heben. Oblaten auf ein Backblech legen und mit der Masse bestreichen. Über Nacht antrocknen lassen. Den Backofen auf 160–180 °C vorheizen und die Lebkuchen auf mittlerer Schiene 15–20 Minuten backen. Zucker und Zitronensaft kurz aufkochen und die noch warmen Lebkuchen damit bestreichen.

*Engl.: **gingerbread**, popular traditional Christmas cake, (↗**backen**/bake), special type of gingerbread whose birth rights are still being fought over by the cities of Nuremburg and Ulm. The origin of the word is equally disputed as is the ideal recipe. Does it relate to "Lebenskuchen", i.e. the bread of life, or "Labekuchen", meaning 'bread to your delight'? Does it originate from the Polish lipa, "lime tree", because this tree gave the necessary honey? Is it based on the Lat. word libum, "flat cake"? Is the Old High German word leb behind it, meaning "curing potions and medicine"? Or even Hebr. leb for "heart"? The term has been known since the 13th century and its healing powers and the healthy effect of gingerbread are just as deep-rooted and welcome, especially during the cold season. Even the ancient Germanics used gingerbread in the darkest night of the year (↗**Wintersonnenwende**/winter solstice) to charm the return of sunlight. The oldest written recipe recorded which is kept at the Germanic National Museum in Nuremburg names sugar, flour and naturally, honey as basic ingredients. Only later were eggs, hazelnuts and almonds, even later cocoa, candied orange and lemon peel added. But the "science" of baking gingerbread, which has produced many strictly guarded secret recipes, only starts with the addition of different, often nine kinds of spices (↗**Gewürze**). The highest quality level of gingerbread baking is reached by Elisenlebkuchen, the origin of the name is not secured either. A chatelaine by this name was supposed to have been sent a particularly successful load of Nuremburg gingerbread into Mark Brandenburg, lending it her name. Another source wants to know that the godmother was the beautiful little daughter of a Nuremburg "Lebzelter", or gingerbread baker. In former days, Elisenlebkuchen were not to contain flour; today, according to quality standards, a share of up to 10 % flour is permissible.*

Recipe: Lebkuchen
(for around 30 gingerbreads)
Ingredients:
5 eggs
300 g sugar
200 g flour
250 g finely ground almonds
50 g candied orange peel and candied lemon peel
1 tsp cinnamon
A large pinch of: cardamom, cloves, nutmeg and allspice
Round wafers (diameter 2 1/3 ") or square wafers

For the icing:
80 g sugar
1 tbsp lemon juice

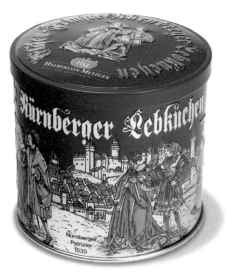

Beat the eggs and the sugar with the hand mixer in a water bath until fluffy. Cut the candied orange and lemon peel into very fine cubes, blend with the ground almonds and the spices and add to the mixture. Place wafers onto a baking tray and brush the mixture onto them. Allow to dry over night. Pre-heat the oven to 160–180 °C and bake the gingerbread at the centre of the oven for 15–20 minutes. Briefly bring sugar and lemon juice to the boil and brush the still warm gingerbread with the icing.

Leise rieselt der Schnee, dt. ↗Weihnachtslied
des Geistlichen EDUARD EBEL (* 1839 † 1905):

(1) Leise rieselt der Schnee,
still und starr liegt der See,
weihnachtlich glänzet der Wald:
Freue dich, Christkind kommt bald!

(2) In den Herzen ist's warm,
still schweigt Kummer und Harm,
Sorge des Lebens verhallt:
Freue dich, Christkind kommt bald!

(3) Bald ist heilige Nacht,
Chor der Engel erwacht,
hört nur, wie lieblich es schallt:
Freue dich, Christkind kommt bald!

Die verdiente Weihnachtslied-Forscherin INGE-
BORG WEBER-KELLERMANN, der wir viele wert-
volle Hinweise zum musikalischen Teil dieses
Lexikons verdanken, reiht das Lied unter die
„mehr oder weniger banalen Potpourrilieder" ein.
Banal oder nicht – Ebel hat sich mit seinem
Liedchen ohne Zweifel einen festen Platz in
den „Top Ten" der Laiensängerschar unterm
↗Christbaum erstritten. Dafür spricht auch, dass
sein Text mehrfach zu parodistischen Zwecken
verfremdet wurde. Ein Beispiel aus Kindermund:

Leise rieselt die Vier
auf das Zeugnispapier;
horcht nur wie lieblich es schallt,
wenn mir mein Vater 'n paar knallt!

Engl.: Germ. **Christmas carol** *(↗Weihnachtslied)*
by the clergyman Eduard Ebel (1839 † 1905):*

(1) The snow softly falls / the lake rests quiet and still
/ the forest is bright with cheer. / Be merry, the
Christ-child is soon here! (2) The hearts are warm /
sorrow and harm are calm and silent / No worry
about our lives / Be merry, the Christ-child is soon
here! (3) The Holy night will soon be here, / choir
angels - awake / Listen to the peaceful sounds / Be
merry, the Christ-child is soon here!
The outstanding Christmas carol researcher Ingeborg
Weber-Kellermann, to whom we owe many valua-

ble references to the musical part of this lexicon,
ranks this carol among the "more or less trivial pot-
pourri songs". Trivial or not – Ebel and his little
song have without a doubt acquired a firm place in
the top ten of lay singers under the Christmas tree
(↗Christbaum). This is further substantiated by the
fact that the text has repeatedly been distorted for
parody. One example from the realm of children:

Grade E softly falls
on my final degree;
can you not blissfully hear
father boxing my ear!

Lucia, St., Jungfrau und Märtyrerin aus Syra-
kus, Festtag: 13. Dezember, wird in der Vorweihnachtszeit besonders in Italien und Schwe-
den verehrt. LUCIA soll in der Zeit der Christenverfolgung unter DIOKLETIAN um das Jahr 300
ihre Glaubensgenossen in den Katakomben mit
Speisen versorgt haben und wurde daraufhin von
ihrem Verlobten angezeigt und erstochen, nachdem sich selbst die Ochsen geweigert hatten, sie
zu Tode zu schleifen. Bei ihren Gängen in die
unterirdischen Verstecke der frühen Christen
trug sie auf dem Haupt einen Kranz aus ↗Ker-
zen („Lichterkrone"). Auch in Deutschland gibt
es noch heute am 13. Dezember in katholischen
Gegenden den Brauch, dass ein weiß gekleide-
tes, blondes Mädchen am 13. Dezember mit
dem Lichterkranz auf dem Haupt die dunkle
Kirche betritt.
Engl.: **Lucy, St.,** *virgin and martyr from Syracuse,*
feast-day: December 13, is honored especially in Italy
and Sweden during the pre-Christmas season. Lucy
is to have supplied food to her fellow believers in the
catacombs during the time when Christians were
persecuted under the Diocletian reign and was then
reported by her fiancé and stabbed to death, after
even the ox refused to drag her to death. During her
walks into the subterranean hide-outs of the early
Christians she wore on her head a wreath of candles
(↗Kerze) ("crown of light"). In Germany, too,
there is today still the custom in Catholic areas on
December 13 for a blond girl dressed in white to enter
the dark church with a crown of light on her head.

Lucy, St. ↗Lucia, St.

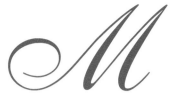

manger ↗**Krippe**

Maria, aram. „die Schöne", „die Beleibte", „die Bittere" oder „die von Gott geliebte", Jungfrau, Verlobte des ↗**Josef** und Mutter JESU, auch Madonna (ital. „meine Herrin") genannt (* um 18 v. Chr.). Das Konzil von Ephesus (431) bestätigte den Glauben, dass Maria zugleich Gottesmutter (griech. theotokos) sei. Auch der Glaube, dass sie ihren Sohn im Stand der Unschuld vom Heiligen Geist empfangen habe, war schon im 4. Jahrhundert in der Ostkirche weit verbreitet. Zum bis heute in der katholischen Kirche gültigen Dogma wurde die „unbefleckte Empfängnis" MARIENS auf dem 3. Konzil von Konstantinopel (680) erhoben. Zudem soll sie auch nach der Geburt JESU bis zu ihrem Tod in Keuschheit gelebt haben (Dogma der „immerwährenden Jungfräulichkeit"). Demnach wäre JESUS ein Einzelkind gewesen. Dies steht allerdings in Widerspruch zu einer Stelle im Markusevangelium (6, 3) – es sei denn, MARIA wäre nicht JOSEFS erste Frau gewesen – wo die Bürger von ↗**Nazaret** bei JESU Heimkehr in seine Vaterstadt fragen: „Ist das nicht der Sohn der Maria und der Bruder von Jakobus, Joses, Judas und Simon? Leben nicht seine Schwestern hier unter uns?" Nach dem Kreuzestod JESU ging MARIA mit JOHANNES, dem „Lieblingsjünger" ihres Sohnes, nach Ephesus, wo sie möglicherweise begraben ist; nach anderen Überlieferungen wurde sie in Jerusalem beedrigt. – Auch der Islam verehrt MARIA als sündenfreie Jungfrau MARYAM (↗**Koran**).

Engl.: **Mary,** *Aram. "the beautiful", "the portly", "the bitter one" or "loved by god", virgin, fiancé of ↗Josef and mother of Jesus, also named Madonna (Ital. "my Lady") (*around 18 B.C.). The council of Ephesus (431) confirmed the belief that Mary is simultaneously Mother of God (Greek theotokos). Also the*

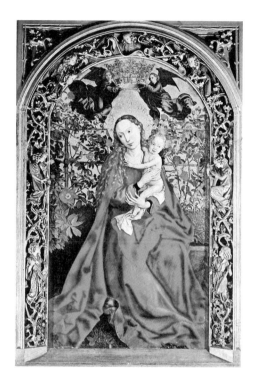

belief that she conceived her son in innocence from the Holy Spirit was already wide-spread during the 4th century in the Eastern Church. Mary's "Immaculate Conception" was raised to today's valid dogma in the Catholic Church during the Third Council of Constantinople (680). In addition, she is to have lived even after the birth of Jesus until her death in chastity (dogma of "perpetual virginity"). According to this Jesus would have been an only child. This, however, contradicts a passage in the Mark gospel (6, 3) – unless Mary would not have been Joseph's first wife – where the citizens of ↗Nazareth during the return of Jesus to his home town asked: "Isn't this the son of Mary and the brother of James, Joses, Judas and Simon? Aren't his sisters here with us?" Following the death of Jesus on the cross

Mary went with John, her son's "favorite disciple", to Ephesus, where she is probably buried; according to other records she was buried Jerusalem. – Islam also reveres Mary as the Virgin Maryam free of sins (↗Koran).

Mary ↗Maria

Marzipan, über ital. marzapane, ursprüngl. von arab. mautaban, „Schachtel" (in welcher das Marzipan gehandelt wurde), oder von ital. Marci pani, „Brot des Markus", des Schutzheiligen der Bäcker; auch „Brot der ↗**Engel**" genannt, Süßware aus 1 Teil Zucker, Rosenöl, und 1 Teil Marzipanrohmasse, die durch Verreiben von 2 Teilen gebrühter, geschälter Mandeln mit 1 Teil Zucke erhalten wird. Ursprünglich wohl aus Persien stammend, kam es durch die Kreuzzüge um 1300 nach Europa und fand in den Mittelmeerländern, wo Mandelbäume gedeihen, rasch Verbreitung. Marzipan findet sich heute in jedem seriösen Nikolaussack (↗**Nikolaus**) und natürlich auch neben ↗**Lebkuchen,** ↗**Nüssen,** ↗**Spekulatius,** ↗**Zimtsternen** und anderen Süßigkeiten unter dem ↗**Christbaum.** Dabei ist die Verbindung zum ↗**Weihnachtsfest** nicht unumstritten, denn es gibt noch eine weitere Herleitung des Wortes. Danach bedeutet das ital. marzapane soviel wie „Märzbrot", d. h. Osterbrot, das im März gebacken wurde und zum Osterfest auf den Klostertisch kam. Wie dem auch sei, jedenfalls machen heute die Hersteller in den traditionellen Marzipanhochburgen Lübeck und Königsberg in der Vorweihnachtszeit ihren höchsten Umsatz. – Vorsicht! Beim Verzehr größerer Mengen können sich wegen des extrem hohen Fettgehalts Verdauungsprobleme einstellen (↗**Katastrophe**).

*Engl.: **marzipan** through Ital. marzapane, orig. f. Arab. mautaban, "box" (in which marzipan was traded), or f. Ital. Marci pani, "Bread of Marcus", the patron saint of bakers; also called "bread of angels (↗**Engel**)". Candy made of 1 part sugar, rose oil, and 1 part raw marzipan which is made by rubbing 2 parts of brewed and peeled almonds with 1 part sugar. Originating seemingly from Persia, it came to Europe through the crusades around 1300 and spread quickly in the Mediterranean countries where*

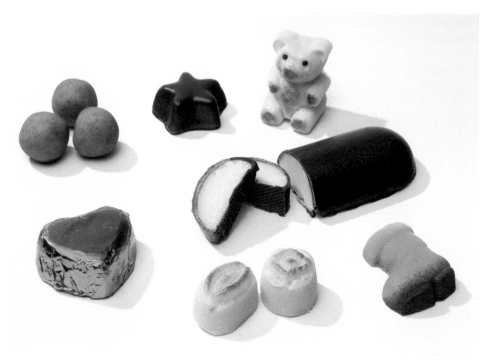

almond trees grow. Marzipan today can be found in any serious Nicholas stocking (↗**Nikolaus**) and naturally also next to ↗**Lebkuchen**, nuts (↗**Nüssen**), ↗**Spekulatius**, cinnamon stars (↗**Zimtsternen**) and other candies underneath the Christmas tree (↗**Christbaum**). The link with Christmas celebrations (↗**Weihnachtsfest**) is not undisputed since there is a further derivation of the word. According to this Ital. marzapane means something like "March bread", i.e. Easter bread, which is baked in March and served on the tables of monasteries for Easter celebrations. Anyhow, the manufacturers in the traditional marzipan strongholds of Lübeck and Königsberg today make most of their sales during the pre-Christmas season. – But beware! When consuming larger quantities digestive problems (↗**Katastrophe**) may arise as a result of the extremely high content of fat.

Messiah ↗Messias

Messias, griech. Umformung von hebr. maschiach, „der Gesalbte", im Alten Testament der von Gott durch eine Salbung geweihte Herrscher Israels. Christos (lat. Christus) ist die griech. Übersetzung des Wortes Messias. Nach den Prophezeiungen im Alten Testament muss der erwartete Messias ein direkter Nachkomme König DAVIDS sein (2. Buch Samuel 7, 12–13). Unter seiner Regentschaft sollen alle Juden aus ihrem Exil wieder in die Heimat zurückkehren (Jesaja 11, 12) und der Tempel in Jerusalem wird wieder aufgebaut (Hesekiel 37, 26–27). Eine Zeit des Weltfriedens bricht an (Micha 4, 3) und alle Juden werden Gottes Gesetze achten (Hesekiel 37, 24). Die gesamte Menschheit wird den jüdischen Gott anbeten (Jesaja 66, 23). Da JESUS nur einige dieser Bedingungen erfüllte, folgte das Judentum nicht dem christlichen Glauben, dass er der verheißene Messias sei. JESUS selbst hat sich in den Evangelien nur einmal als Messias „geoutet". Eine Samariterin sagte zu ihm: „Ich weiß, dass der Messias kommt, das ist: der Gesalbte (Christus). Wenn er kommt, wird er uns alles verkünden." Darauf sagte JESUS zu ihr: „Ich bin es; ich, der mit dir spricht." (Johannes 4, 25–26).
*Engl.: **Messiah**, Greek transf. of Hebr. maschiach, "the anointed", in the Old Testimony, the ruler of*

Israel blessed by god by unction. Christos (lat. Christus) is the Greek translation of the word Messiah. According to the prophecies in the Old Testimony the awaited Messiah must be a direct descendant of King David (2nd book of Samuel 7, 12-13). Under his rule all Jews were to return from exile to their home (Hosea 11, 12) and the Temple in Jerusalem was to be restored (Ezekiel 37, 26-27). A time of world peace will commence (Micah 4, 3) and all Jews will follow the Law of God (Ezekiel 37, 24). All of mankind will pray to the Jewish god (Hosea 66, 23). As Jesus met only a few of these conditions Jews did not follow Christian belief that he is the promised Messiah. Jesus only "ousted" himself once in the gospels as the promised Messiah. A woman said to him, "I know that Messiah comes," (he who is called Christ). "When he has come, he will declare to us all things." Jesus said to her, "I am he, the one who speaks to you." (John 4, 25-26).

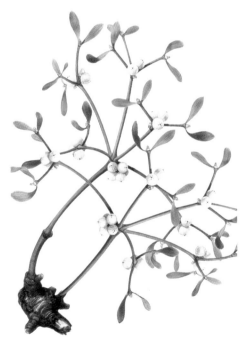

Mistel, lat. viscum, immergrüne Pflanzengattung mit etwa 1400 Arten, die als Schmarotzer auf Laubbäumen gedeiht und deren Zweige schon in vorchristlicher Zeit, bei den römischen ↗**Saturnalien**, aber auch bei den germanischen Feiern zur ↗**Wintersonnenwende**, eine Rolle als

Vorboten des bevorstehenden Frühlings spielten. Besonders in England sind Mistelzweige als Weihnachtsschmuck beliebt. Die Mythologie der Mistel und ihrer Zauberkräfte füllt Bände. So soll sie schon in den Zweigen des Baums der Erkenntnis im Paradies geblüht haben; tatsächlich bevorzugt sie als „Wirt" den Apfelbaum. Der Kuss des Brautpaares unter einem Mistelzweig – vorzugsweise zu Weihnachten – verleiht angeblich Fruchtbarkeit und reichen Kindersegen.

*Engl.: **mistletoe**, lat. viscum, evergreen plant genus with some 1400 different varieties, which is parasitic on broad-leaved trees and whose branches even during pre-Christian times, during the Roman Saturnalia (↗**Saturnalien**), but also during the Germanic celebrations for winter solstice (↗**Wintersonnenwende**) played a role as harbingers of the imminent spring. Especially in England mistletoe branches are popular Christmas decoration. The mythology of the mistletoe and of its magic powers fills volumes. It is believed that it already grew in the branches of the tree of knowledge in paradise; fact is, it actually prefers the apple tree as its "host". The kiss of the bride and groom underneath the mistletoe – preferably at Christmas – is supposed to lend fertility and bring many children.*

mistletoe ↗Mistel

Morgen, Kinder, wird's was geben, nach einer Berliner Volksweise 1809 komponiert von CARL GOTTLIEB HERING. Der Text stammt von PHILIPP VON BARTSCH (* 1770 † 1833):

(1) Morgen, Kinder, wird's was geben,
morgen werden wir uns freun!
Welch ein Jubel, welch ein Leben
wird in unserm Hause sein!
Einmal werden wir noch wach,
heißa, dann ist Weihnachtstag!

(2) Wie wird dann die Stube glänzen
von der großen Lichterzahl!
Schöner als bei frohen Tänzen
ein geputzter Kronensaal.
Wisst ihr noch, wie vor'ges Jahr
es am Heil'gen Abend war?

(3) Wisst ihr noch mein Räderpferdchen,
Malchens nette Schäferin,
Jettchens Küche mit dem Herdchen
und dem blankgeputzten Zinn?
Heinrichs bunten Harlekin
mit der gelben Violin?

(4) Welch ein schöner Tag ist morgen!
Viele Freunde hoffen wir;
uns're lieben Eltern sorgen
lange, lange schon dafür.
O gewiss, wer sie nicht ehrt,
ist der ganzen Lust nicht wert.

Gut hundert Jahre später parodierte ERICH KÄSTNER (* 1899 † 1974) dieses beliebte Lied für den Vorweihnachtstag mit seinem *Weihnachtslied, chemisch gereinigt*:

(1) Morgen, Kinder, wird's nichts geben!
Nur wer hat, kriegt noch geschenkt.
Mutter schenkte euch das Leben.
Das genügt, wenn man's bedenkt.
Einmal kommt auch eure Zeit.
Morgen ist's noch nicht soweit.

(2) Doch ihr dürft nicht traurig werden.
Reiche haben Armut gern.
Gänsebraten macht Beschwerden.
Puppen sind nicht mehr modern.
Morgen kommt der Weihnachtsmann.
Allerdings nur nebenan.

(3) Lauft ein bisschen durch die Straßen!
Dort gibt's Weihnachtsfest genug.
Christentum, vom Turm geblasen,
macht die kleinsten Kinder klug.
Kopf gut schütteln vor Gebrauch!
Ohne Christbaum geht es auch.

(4) Tannengrün mit Osrambirnen –
lernt drauf pfeifen! Werdet stolz!
Reißt die Bretter von den Stirnen,
denn im Ofen fehlt's an Holz!
Stille Nacht und heil'ge Nacht –
weint, wenn's geht, nicht! Sondern lacht!

(5) Morgen, Kinder, wird's nichts geben!
Wer nichts kriegt, der kriegt Geduld!
Morgen, Kinder, lernt fürs Leben!
Gott ist nicht allein dran schuld.
Gottes Güte reicht so weit ...
Ach, du liebe Weihnachtszeit!

Diese bissige Verballhornung erschien erstmals in Kästners erster Gedichtsammlung *Herz auf Taille* im Jahr 1928 – also in der Zeit kurz vor der Weltwirtschaftskrise, als Massenarbeitslosigkeit einen großen Teil der deutschen Bevölkerung in Armut stürzte und vielen nicht mehr erlaubte, ein würdevolles Weihnachtsfest zu begehen.

Engl.: according to a Berlin folk-tune composed in 1809 by Carl Gottlieb Hering. The lyrics were written by Philipp von Bartsch (*1770 † 1833):

(1) Tomorrow, children, something will happen / which we can look forward to! / What a joy, what a life / will be filled in our home! / One more day we must awake / and then it's Christmas Day! (2) How the room will shine / from the many lights! / Brighter than at a merry dance / the sparkling chandeliers / Remember how things were / last year on Christmas Eve? / (3) Remember my wheely horse / Malchen's nice shepherdess / Jettchen's kitchen and her stove / and the sparkling pewter? / Heinrich's colorful harlequin / with the yellow violin? (4) What wonderful day it be tomorrow! / We hope for many friends; / our dear parents will ensure / long long before / So surely who does not honor them / is not worthy of this joy.

A good one hundred years later, Erich Kästner (*1899 † 1974) wrote a parody to this popular song for the pre-Christmas day with this Christmas carol (↗Weihnachtslied), dry-cleaned:

(1) Tomorrow, children, nothing will happen! / Those who have will get some more. / Mother gave you your life / That's enough on second thought / Your time will surely come / but it's not tomorrow. (2) No need to be sad / the rich enjoy poverty / roast goose is cause for trouble. / Dolls are no longer modern. / Tomorrow, Santa is coming. / However, only next door. (3) Run through the streets! / To see

Christmas celebrations galore. / Christianity, gloated from the tower / makes any child a clever one. / Shake your heads well before use! / Will have to do without a Christmas tree. (4) Green firs with Osram bulbs - / learn to be proud without! / Remove the logs from your eyes! / There is not enough wood for the fire! / Silent night, holy night - / don't cry! Be merry and laugh! (5) Tomorrow, children, nothing will happen! / Those with nothing will receive patience! / Tomorrow, children, learn for life! / It's not all god's fault. / God's grace extends so far ... / O, merry Christmas season!

The biting corruption was first published in Kästner's first collection of poems Herz auf Taille in 1928 – during the times shortly before the global economic crisis, when mass unemployment threw a major part of Germany's population into poverty and did not allow many of them to celebrate a dignified Christmas.

myrrh ↗Myrrhe

Myrrhe, griech., von arab. murr, „bitter", auch mit der Stadt Smyrna in Verbindung gebracht; das Gummiharz von Steppenpflanzen der Gattung Balsambaum (lat. Commiphora), das seit mindestens 3000 Jahren als Räucher-, Kult- und Heilmittel verwendet wird. Die Ägypter nutzten das Harz zur Einbalsamierung. Die „Myrrhe" als Gabe eines der ↗**Heiligen Drei Könige** soll eine Mischung aus Myrrhe und Labdanharz gewesen sein. Myrrhe hat entzündungshemmende und schmerzlindernde Wirkung. Vor der Kreuzigung wurde JESUS mit Myrrhe gewürzter Wein angeboten, den er aber verschmähte (Markus 15, 23).

*Engl.: **myrrh**, Greek f. Arab. murr, "bitter", also linked to the city of Smyrna; the resinous exudate from the stem of the genus Commiphora which has been used for at least 3000 years as an incense, cult item and cure. The Egyptians used the resin for unction. "Myrrh" is one of the gifts of the Three Kings (↗**Heiligen Drei Könige**) and is to have been a blend made of myrrh and labdanum resin. Myrrh has an anti-inflammatory and soothing effect. Before Jesus was put to the cross he was offered wine spiced with myrrh, which, however, he spurned (Markus 15, 23).*

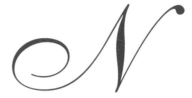

nadeln, Verlust der Nadeln beim ↗**Christbaum,** unvermeidliche, aber vor dem 6. Januar unerwünschte Auflösungserscheinung aller Nadelholzgewächse, sobald sie von ihren Wurzeln getrennt worden sind. Deshalb sollte der Christbaum möglichst „frisch", also kurz vor ↗**Heiligabend** geschlagen worden sein. Beim Kauf empfiehlt sich eine „Schüttelprobe". Vorteilhaft zur Verzögerung des Nadelns ist ein wassergefüllter Christbaumständer. Der Stumpf sollte zudem angespitzt werden, damit der Baum mehr Wasser ziehen kann. Ein altes Rezept empfiehlt die Zugabe von 15 Prozent Glyzerin. Zunehmender Beliebtheit erfreut sich der Kauf eines Baums mit Wurzeln in einem Ballen Muttererde, der nach den Feiertagen im eigenen Garten wieder eingepflanzt werden kann. Dieses „Christbaum-Recycling" ist aber leider ökologisch nicht unverdächtig (↗**Umweltschutz**). Die einzigen Christbäume, die niemals nadeln, sind synthetische aus Kunststoff – mittlerweile täuschend echt im Aussehen, aber auch vollkommen geruch- und somit stillos (↗**Duft,** ↗**Weihnachtsstimmung**).

Engl.: shedding of needles of the Christmas tree (↗Christbaum), unavoidable yet before January 6 unwanted vanishing trick of all conifers as soon as they have been separated from their roots. This is why the Christmas tree should be felled as freshly has possible, i.e. shortly before Christmas Eve (↗Heiligabend). When buying it is recommend to "shake up" the tree a little. Beneficial to delaying the shedding of the needles is a water-filled Christmas tree base. The stem should be sharpened so that the tree can draw more water. An old recipe recommends adding 15 per cent of glycerin. Buying a tree with roots in a ball of soil is enjoying growing popularity, which after the celebrations is then planted in one's own garden. This "Christmas tree" recycling, however is ecologically speaking not quite inconspicuous (↗Umwelt-

schutz/environmental protection). The only Christmas trees which never shed their needles are those made of synthetic fibers – by now they look remarkably like the real thing, and have absolutely no smell and thus no style (↗Duft/aroma, ↗Weihnachtsstimmung/Christmas atmosphere).

Nazaret, auch Nazareth, ein zur Zeit von Jesu Geburt unbedeutender Flecken in Galiläa mit nur einigen Dutzend Familien, Wohnort des ↗**Josef** und der ↗**Maria,** von wo sie sich nach ↗**Bethlehem** aufmachen mussten, um der von Kaiser Augustus angeordneten ↗**Volkszählung** nachzukommen. Die Entfernung zwischen Nazaret und Bethlehem beträgt 113 Kilometer (Luftlinie). Demnach dürften die Schwangere auf dem ↗**Esel** und ihr Verlobter wohl einige Wochen unterwegs gewesen sein, bis sie gerade rechtzeitig zur Geburt des ↗**Christkinds** im ↗**Stall von Bethlehem** eintrafen. Heute zählt Nazaret als größte arab. Stadt in Israel 60.000 Einwohner, von denen 35 Prozent Christen sind. Von den über 20 christlichen Kirchen ist die 1969 von Giovanni Muzio errichtete Verkündigungskirche die bedeutendste. Sie steht dort, wo der Erzengel (↗**Engel**) Gabriel der Jungfrau Maria die Geburt Christi verkündete.

Engl.: Nazaret, also Nazareth, an insignificant spot in Galilee at the time of Jesus' birth, with only about a dozen families, home of ↗Josef and ↗Maria, from where they departed for ↗Bethlehem in order to fulfill the consensus (↗Volkszählung) ordered by Emperor Augustus. The distance between Nazareth and Bethlehem is 113 kilometers (linear distance). According to this the pregnant Mary on the donkey (↗Esel) and her financé must have been en route for a couple of weeks to make it just in time for the birth of the Christ-child (↗Christkind) in the stable (↗Stall) of Bethlehem. Today, Nazareth is the largest Arabic city in Israel with 60,000 inhabi-

tants, of which 35 per cent are Christians. Of the more than 20 Christian churches the Proclamation Church built in 1969 by Giovanni Muzio is the most significant one. It is built where the arch angel (↗*Engel*) Gabriel announced to the Virgin Mary the birth of Christ.

Nicholas, St. ↗Nikolaus, St.

Nikolaus, St., Bischof (* um 280 † zwischen 343 und 351), wurde als junger Mann (um 300) Bischof von Myra und geriet 310 im Zuge der Christenverfolgung unter GALERIUS VALERIUS MAXIMUS in Gefangenschaft. 325 trat er, von der Folter noch schwer gezeichnet, auf dem Konzil von Nicäa auf. NIKOLAUS galt zu seinen Lebzeiten als überaus mildtätig. Alles, was er besaß und darüber hinaus noch erbetteln konnte, verschenkte er an Arme und Kinder. Die Gebeine des Heiligen ruhten bis zum Jahr 1087 an seinem Sterbeort Myra (in der heutigen Türkei), dann wurden sie gestohlen und nach Bari in Italien verbracht, wo sie sich noch heute befinden. – Schon im 13. Jh. entwickelte sich der heutige Nikolausbrauch, nach dem der Schutzheilige der Bettler (oft in Gesellschaft seines Knechts ↗**Ruprecht**) abends am 6. Dezember, seinem Todestag, in Erscheinung tritt und bei den Kindern eine Gewissensprüfung vornimmt. Für die braven Kinder hat er Gaben (meist Süßigkeiten) im Gepäck, den bösen Kindern drohen Schläge mit der Rute. Wenn er – wegen Arbeitsüberlastung – nicht höchstpersönlich erscheinen kann, lässt er seine Geschenke in den Stiefeln der Kinder zurück, die diese vor die Tür gestellt haben. – Aus dem NIKOLAUS entwickelte sich in neuester Zeit die säkularisierte Gestalt des ↗**Weihnachtsmanns**.

Engl.: **Nicholas, St.**, – Bishop (*around 280 † between 343 and 351), became the Bishop of Myra as a young man (around 300) and was imprisoned in 310 during the persecution of the Christians under Galerius Valerius Maximus. In 325, still marked severely by torture, he appeared at the Council of Nicae. When alive, Nicholas was considered to be highly charitable. Everything he owned and anything he could beg for he gave to the poor and to the children. The mortal remains of the Saint rested until 1087 in Myra (in today's Turkey), where he had died, and were then stolen and taken to Bari in Italy, where they remain until today. – Today's St. Nicholas custom started during the 13th century already, according to which the patron saint of the beggars (often in the company of his servant ↗*Ruprecht*) on the evening of December 6, the day of his death, appears and checks the conscience of the children. For those who were good he has gifts (usually candy) with him, but children who were not obedient could expect to be caned. If he – because of the heavy workload – could not appear in person, he leaves his gifts behind in the boots of the children who had left them in front of the door. – Nicholas more recently developed into the secularist character of Santa Claus (↗*Weihnachtsmann*).

Nüsse, trockene Schließfrüchte mit holzartig ausgebildeter Fruchtknotenwand, deren Samen ein Nusskern ist; seit Urzeiten als lagerungsfähiges Nahrungsmittel für die Winterzeit geschätzt und als solches unentbehrliche Leckerei in der Weihnachtszeit. Die Hülle der Nuss versinnbildlicht in der christlichen Symbolik das Fleisch Christi, das die Bitterkeit der Passion gekostet hat, die harte Schale das Holz des Kreuzes, der Kern das süße Leben nach der Erlösung. – Früher wurden Nüsse auf Fäden gezogen und in den ↗**Christbaum** gehängt (↗**Christbaumschmuck**). Als Zutat zu weihnachtlichen Backwaren (↗**backen**, ↗**Lebkuchen**, ↗**Marzipan**, ↗**Spekulatius**) und auf dem Gabenteller unterm Christbaum sind die verschiedenen Nuss-Arten (Haselnuss, Walnuss, Paranuss u. a.) unentbehrlich.

Engl.: **nuts**, dried indehiscent fruit with wood-like developed ovary wall whose seed is the nut's kernel; since primeval times appreciated as a food that can be stored for winter times and as such an indispensable dainty during the pre-Christmas season. The shell of the nut symbolizes in Christian symbolism the flesh of Christ which has tried the bitterness of passion, the hard shell the wood of the cross, the kernel the sweet life after redemption. – In the past nuts were threaded and hung on the Christmas tree (↗*Christbaum*, ↗*Christbaumschmuck*/Christmas tree decoration). As an ingredient in Christmas cakes, breads and pastries, and cookies (↗*backen*/bake, ↗*Lebkuchen*, ↗*Marzipan*, ↗*Spekulatius*) and on the plate filled with gifts (↗*Geschenke*) below the Christmas tree (↗*Christbaum*) the different varieties of nuts (hazelnut, walnut, Brazil nut, etc.) are an absolute must-have.

nuts ↗Nüsse

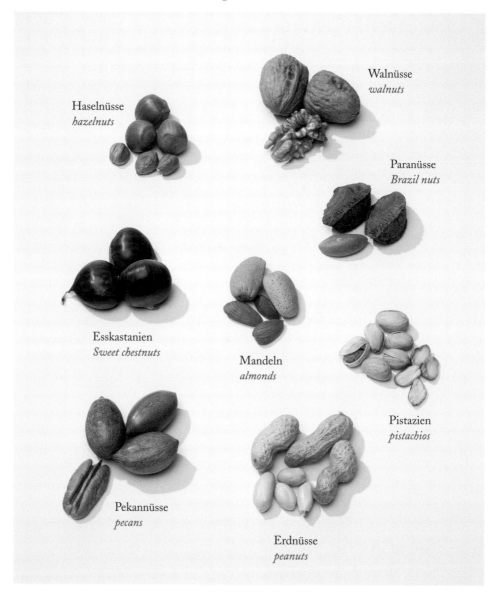

Haselnüsse
hazelnuts

Walnüsse
walnuts

Paranüsse
Brazil nuts

Esskastanien
Sweet chestnuts

Mandeln
almonds

Pistazien
pistachios

Pekannüsse
pecans

Erdnüsse
peanuts

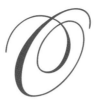

O du fröhliche, weihnachtliches Freudenlied von JOHANNES DANIEL FALK (*1768 †1826), Erbauer des Weimarer „Lutherhofs" für verwahrloste Kinder; die zweite und dritte Strophe stammen von dessen Mitstreiter HEINRICH HOLZSCHUHER. Die Melodie (ursprünglich zu einem Fischerlied) hatte JOHANN GOTTFRIED HERDER (*1744 †1803) von seiner Italienreise 1788 aus Sizilien mitgebracht.

> *(1) O du fröhliche, o du selige,*
> *gnadenbringende Weihnachtszeit!*
> *Welt ging verloren,*
> *Christ ward geboren:*
> *Freue, freue dich, o Christenheit!*
>
> *(2) O du fröhliche, o du selige,*
> *gnadenbringende Weihnachtszeit!*
> *Christ ist erschienen,*
> *uns zu versöhnen,*
> *Freue, freue dich, o Christenheit!*
>
> *(3) O du fröhliche, o du selige,*
> *gnadenbringende Weihnachtszeit!*
> *Himmlische Heere,*
> *jauchzen dir Ehre:*
> *Freue, freue dich, o Christenheit!*

In dieser Form wurde *O du fröhliche* bald zu einem der beliebtesten und meistgesungenen ↗**Weihnachtslieder** in Kirche und Familie.

*Engl.: Christmas song of joy by John Daniel Falk (*1768 †1826), architect of the Weimarian "Lutherhof" for neglected children. The second and third verses originate from his fellow associate Heinrich Holzschuher. Johann Gottfried Herder (*1744 †1803) had brought the melody (originally for a fisherman's song) from his trip to Italy in 1788 from Sicily.*

(1) O how joyfully, O how blessedly / Comes the glory of Christmastime! / To a world so lost in sin, Christ the Savior, enters in/ Praise Him, Praise Him Christians, evermore! (2) O how joyfully, O how blessedly, / Comes the glory of Christmastime! / Jesus, born in lowly stall, with His grace redeems us all: / Praise Him, Praise Him Christians, evermore! (3) O how joyfully, O how blessedly / Comes the glory of Christmastime! / Hosts of angels from on high, / Sing, rejoicing, in the sky: / Praise Him, Praise Him Christians, evermore!

In this version O du fröhliche soon became one of the most popular and most frequently sung Christmas carols (↗Weihnachtslieder) in church and family.

O Tannenbaum, wie grün sind deine Blätter, dt. ↗**Weihnachtslied**, nach der Melodie eines alten Studentenliedes. Die erste Strophe stammt aus den *Volksliedern* von A. ZARNACK (Berlin 1820), der Leipziger Lehrer ERNST ANSCHÜTZ dichtete 1824 die zweite und dritte Strophe hinzu. Zum ersten Mal wurde damit der ↗**Christbaum** als Weihnachtssymbol in einem Lied thematisiert:

> *(1) O Tannenbaum, o Tannenbaum,*
> *wie grün sind deine Blätter!*
> *Du grünst nicht nur zur Sommerzeit,*
> *nein, auch im Winter, wenn es schneit.*
> *O Tannenbaum, o Tannenbaum,*
> *wie grün sind deine Blätter.*
>
> *(2) O Tannenbaum, o Tannenbaum,*
> *du kannst mir sehr gefallen.*
> *Wie oft hat doch zur Weihnachtszeit*
> *ein Baum von dir mich hoch erfreut.*
> *O Tannenbaum, o Tannenbaum,*
> *du kannst mir sehr gefallen.*

(3) O Tannenbaum, o Tannenbaum,
dein Kleid will mich was lehren:
Die Hoffnung und Beständigkeit
gibt Trost und Kraft zu jeder Zeit.
O Tannenbaum, o Tannenbaum,
dein Kleid will mich was lehren.

Das Studentenlied bei Zarnack hatte vier Strophen, der Tannenbaum erscheint darin als Metapher für die Treue in der Liebe in guten und schlechten Zeiten:

(1) O Tannenbaum, o Tannenbaum, wie treu sind deine Blätter!
Du grünst nicht nur zur Sommerzeit, nein auch im Winter, wenn es schneit.
O Tannenbaum, o Tannenbaum, wie treu sind deine Blätter!

(2) O Mägdelein, o Mägdelein, wie falsch ist dein Gemüte!
Du schwurst mir Treu' in meinem Glück, nun arm ich bin, gehst du zurück.
O Mägdelein, o Mägdelein, wie falsch ist dein Gemüte!

(3) Die Nachtigall, die Nachtigall, nahmst du dir zum Exempel:
Sie bleibt, solang der Sommer lacht, im Herbst sie sich von dannen macht.
Die Nachtigall, die Nachtigall, nahmst du dir zum Exempel.

(4) Der Bach im Thal, der Bach im Thal, ist deiner Falschheit Spiegel:
Er strömt allein, wenn Regen fließt, bei Dürr' er bald den Quell verschließt.
Der Bach im Thal, der Bach im Thal, ist deiner Falschheit Spiegel.

Von den zahllosen Verballhornungen des überaus populären Liedes sei hier nur eine zitiert, die 1918 nach der Kriegsniederlage KAISER WILHELMS II. entstand:

> *O Tannebaum, o Tannebaum,*
> *der Kaiser hat in' Sack gehaun!*
> *Er kauft sich einen Henkelmann*
> *und fängt bei Krupp in Essen an.*

*Engl.: Germ. Christmas carol (↗**Weihnachtslied**) based on the melody of an old students' song. The first verse originates from A. Zarnack's (Berlin 1820) Volksliedern, the Leipzig tutor Ernst Anschütz composed the second and third verse in 1824. This made the Christmas tree (↗**Christbaum**) as a symbol of Christmas for the first time the theme of a song:*

(1) O Christmas tree, O Christmas tree! / How are thy leaves so verdant! / O Christmas tree, O Christmas tree, / How are thy leaves so verdant! (2) Not only in the summertime, / But even in winter is thy prime. / O Christmas tree, O Christmas tree, / How are thy leaves so verdant! (3) O Christmas tree, O Christmas tree, / Much pleasure doth thou bring me! / O Christmas tree, O Christmas tree, / Much pleasure doth thou bring me! (4) For every year the Christmas tree, / Brings to us all both joy and glee. / O Christmas tree, O Christmas tree, / Much pleasure doth thou bring me! (5) O Christmas tree, O Christmas tree, / Thy candles shine out brightly! / O Christmas tree, O Christmas tree, / Thy candles shine out brightly! (6) Each bough doth hold its tiny light, / That makes each toy to sparkle bright. / O Christmas tree, O Christmas tree, / Thy candles shine out brightly

Zarnack's students' song had four verses, the Christmas tree is seen in it as a metaphor for the faithfulness in love in good times and bad times:

(1) O Christmas tree, O Christmas tree! / How are thy leaves so faithful! / O Christmas tree, O Christmas tree, / How are thy leaves so faithful! (2) O maid of mine, o maid of mine / How untrue is your soul! / You swore your love eternally, / now that I'm poor, you're leaving me. O maid of mine, o maid of mine, / How untrue is your soul! (3) The nightingale, the nightingale, you took as your example: / Will stay as long as daylight reigns, / in fall she leaves without regrets. / The nightingale, the nightingale, / you took as your example. (4) The stream below, the stream below, shows your untruthful nature: / It flows alone if rain falls down, / and seals up once the source withdraws. / The stream below, the stream below, shows your untruthful nature.

Of the many corruptions of this extremely popular tune only one shall be cited here, which was created in 1918 after the Emperor William II lost the war:

O Christmas tree, o Christmas tree,
The Emperor messed it all up!
He will buy a hot meal container
and start working at Krupp in Essen.

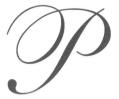

packaging ⁊Verpackung
„pepper nuts" ⁊Pfeffernüsse

Pfeffernüsse, eine besondere Spezialität der Lebzelter (⁊**Lebkuchen**), die ihren Namen der nussförmigen Gestalt (⁊**Nüsse**) und der Beigabe von etwas Pfeffer verdankt – des lange Zeit kostbarsten der exotischen ⁊**Gewürze.** Ursprünglich wurde der Grundteig aus Honig und Mehl nach der Lagerung mit einem sog. „Bröckelteig" vermischt, dem neben Schmalz auch echtes Bienenwachs beigegeben wurde.

Rezept „Pfeffernüsse" (für 70-80 Stück)
2 Eier
500 g Mehl
200 g Zucker
100 g braunen Zucker
200 g Butter
125 ml Milch
abgeriebene Schale von 1 unbehandelten Zitrone
50 g Zitronat
100 g gehackte Mandeln
1 Tl Zimt
1/2 TL Piment (Nelkenpfeffer)
Pottasche
Salz

Die Eier und den Zucker mit dem Schneebesen des Handrührgerätes schaumig rühren. Die Pottasche in der lauwarmen Milch auflösen. Milch, die weiche Butter und die abgeriebene Zitronenschale hinzufügen. Das Zitronat fein würfeln. Das gesiebte Mehl, die Mandeln, das Zitronat, den Zimt und das Piment und eine Prise Salz hinzugeben und zu einem geschmeidigen Teig verkneten. Den Teig ca. 1 cm dick ausrollen und mit einem

runden Backförmchen Pfeffernüsse ausstechen und über Nacht trocknen lassen. Die Pfefferkuchen auf ein gefettetes Backblech setzen und ca. 30 Minuten bei 160–180 °C braun backen.

Für Schokoladeliebhaber: die Pfefferkuchen mit geschmolzener Kuvertüre überziehen.

*Engl.: "**pepper nuts**", gingerbread cookies, a specialty of gingerbread bakers (⁊**Lebkuchen**), which owes its name to the nut-shaped design (⁊**Nüsse**) and the addition of a touch of pepper – for a long time the most precious and exotic of spices (⁊**Gewürze**). Originally, the basic dough was made of honey and flour after storing and then blended with so-called "crumbly dough" which, next to lard, also contained real bees' wax.*

Recipe: Pfeffernüsse (for 70-80 cookies)
2 eggs
500 g flour
200 g sugar
100 g brown sugar
200 g butter
125 ml milk
Grated peel of 1 untreated lemon
50 g candied lemon peel
100 g chopped almonds
1 tsp cinnamon
1/2 tsp allspice
Potash
Salt

Beat the eggs and the sugar with the whisk of a hand mixer until fluffy. Dissolve the potash in the lukewarm milk. Add the milk, soft butter and grated lemon peel. Cut the candied lemon peel into small cubes. Add the sieved flour, the almonds, the candied lemon peel, cinnamon and allspice and a pinch of salt and knead into a smooth dough. Roll out the dough around ⅓" thick and cut round Pfeffernüsse with a round cutter and allow to dry overnight. Place the pepper cakes onto a greased tray and bake around 30 minutes at 160–180 °C until brown.

For chocolate aficionados: cover the Pfeffernüsse in molten chocolate.

Printen, von niederl. prent, „Abdruck" aus lat. premere, „aufdrücken" (vgl. engl. to print, „drucken"), Weihnachtsgebäck (↗**backen**) aus Sirup, Wasser, Rübenzucker, Mehl, Orangeat, ↗**Gewürzen** und Pottasche in rechteckiger Form, der vielfach Heiligenfiguren aufgeprägt wurden. Weltberühmt sind heute die Aachener Printen, wenngleich der Ursprung dieser Spezialität im belgischen Dinant zu suchen ist. Die Erfindung der Printen verdankt sich angeblich dem großen Korsen: „NAPOLEON ist an allem, also auch an der Printe schuld!" Als er nämlich 1806 die Kontinentalsperre gegen England verhängte, mussten die Bäcker (nicht nur) in Aachen auf manches Gewürz und vor allem auf den amerikanischen Wildblütenhonig verzichten, der über England importiert wurde. Als Ersatzmittel bot sich Sirup an. Auch Rohrzucker war nicht mehr verfügbar und wurde vom heimischen Rübenzucker abgelöst. So entstand aus der Not eine weihnachtliche Backspezialität.

Rezept „Printen" (für ca. 100 Stück)
750 g Mehl
250 g Farinzucker
500 g Sirup
1 Päckchen Backpulver
2 Tl Zimt
1 Tl gemahlene Nelken
2 Tl Anis
½ Tl Kardamom
abgeriebene Schale von 1 unbehandelten Orange
Salz
Butter oder Margarine zum Einfetten des Backblechs

Den Zucker im erhitzten Sirup vollständig auflösen. Abkühlen lassen. Das Mehl auf eine Arbeitsfläche sieben und das Backpulver, die Orangenschale und die Gewürze hinzugeben. Das Ganze vermischen und den Sirup unterrühren. Den Teig durchkneten, evtl. etwas Wasser zugeben. Den Teig abdecken und über Nacht ruhen lassen. Am nächsten Tag den Teig ca. 1 cm dick ausrollen. In ca. 10 cm breite Streifen schneiden. Die Streifen alle 3 cm quer durchschneiden. Die 3×10 cm großen Printen auf ein gefettetes Backblech legen. Den Backofen auf 180 °C vorheizen. Auf der mittleren Schiene 15–20 Minuten backen.

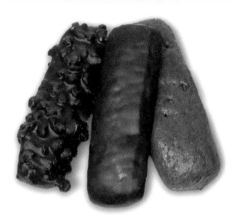

*Engl.: f. **Dutch prent**, "print", f. Latin premere, "press on", Christmas cakes (↗**backen**) made of syrup, water, beet sugar, flour, candied orange peel, spices (↗**Gewürze**) and potash shaped into a rectangular into which frequently the figures of saints is imprinted. Today, Aachener Printen are world famous, although the origin of this specialty is to be found in Belgian Dinant. The invention of Printen is supposedly owed to the great Corsican: "Everything is Napoleon's fault, i.e. also the Printen!" When he proclaimed the Continental System in 1806 against England the bakers (not only) in Aachen had to make do without certain spices and mainly forgo American wild bees' honey which was imported via England. Syrup was the obvious replacement. Neither was cane-sugar available, and had to be substituted by local beet sugar. Hence a Christmas baking specialty was created out of necessity.*

Recipe: Printen (for around 100 Printen)
750 g flour
250 g powder sugar
500 g syrup
3 tsp baking powder
2 tsp cinnamon
1 tsp ground cloves
2 tsp aniseed
1/2 tsp cardamom
Grated peel of 1 untreated orange
Salt
Butter or margarine to grease the baking tray

Dissolve the sugar completely in the heated syrup. Allow to cool. Sieve the flour onto a work surface and add the baking powder, orange peel and the spices. Blend all ingredients and stir in the syrup. Knead the dough, possibly adding some water. Cover the dough and allow to rest over night. The next day, roll out the dough around 1/3" thick. Cut into around 3" wide strips, then cut these strips every inch. Place the 1"×3" wide Printen onto a greased baking tray. Pre-heat the oven to 180 °C. Bake at the centre of the oven for 15–20 minutes.

Printen, Dominosteine, Spritzgebäck – die bunte Vielfalt weihnachtlicher Süßigkeiten.

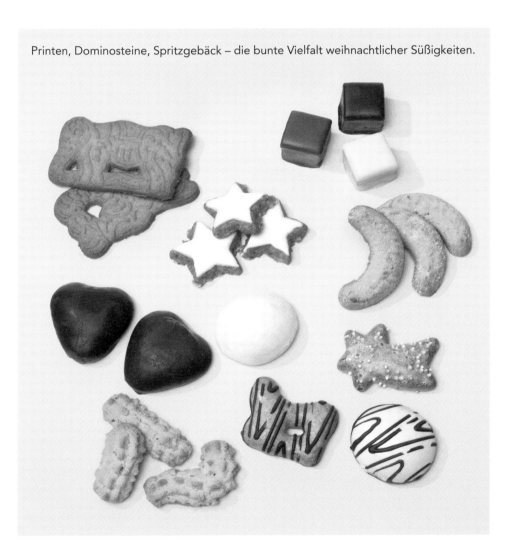

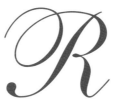

Raunächte, alte Schreibung: Rauhnächte, die zwölf Nächte (daher auch Zwölfnächte genannt) vom 25. Dezember bis zum 6. Januar (↗**Kalender**). Ursprünglich wurden nur vier Nächte als Raunächte bezeichnet: die Thomasnacht am 21. Dezember, die Christnacht, die Silvesternacht und die Nacht auf ↗**Heilige Drei Könige.** Die längsten Nächte in der kältesten Jahreszeit waren seit Urzeiten mit mancherlei (meist irrationalen) Ängsten verbunden, denen man durch Beschwörungsformeln, in christlicher Zeit dann durch Gebete und das Räuchern aller Räume des Hauses und selbst der Stallungen mit ↗**Weihrauch** zu begegnen suchte (daher auch Rauchnächte). Viele alltägliche Verrichtungen galt es zu vermeiden, um keinen bösen Fluch auf sich zu ziehen. So musste die große Wäsche bis zum Dreikönigstag warten. Es wurde nicht gesponnen, „weil sonst Frau Holle (eine Hexe) den Rocken verunreinigt" oder weil man fürchtete, Zank und Ungeziefer ins Haus zu spinnen. Hülsenfrüchte wurden vom Speisenplan gestrichen, „weil sie in dieser rauhen Zeit Geschwüre machen". Auch das Vieh war in Gefahr, weshalb man zur Abwehr böser Geister die weißen Beeren der ↗**Mistel** ins Futter mischte. Selbst Pflanzen konnten verhext werden und dann keine Früchte mehr tragen. So schüttelte man

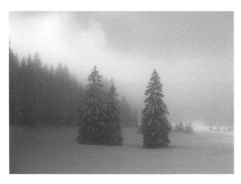

nachts die Obstbäume und rief: „Bäumlein, schlafe nicht, Frau Holle kommt!" Auch Großzügigkeit gegenüber Bettlern und anderen „Heischenden" (wie den ↗**Sternsingern**) trug dazu bei, die bösen Geister (Perchten) zu besänftigen. (Unser „Trinkgeld" für die Müllabfuhr zum Neuen Jahr wurzelt in diesem Aberglauben.) Andererseits eigneten sich die Raunächte gut für Los- und Orakelbräuche, woran noch heute das Bleigießen zu Silvester erinnert. Träume in den Raunächten sind besonders ernst zu nehmen!

Engl.: **the twelve nights** *(therefore called Twelfth Night) from December 25 to January 6 (↗**Kalender**). Originally only four nights were called Raunächte: St. Thomas night on December 21, Christmas night, the night of Sylvester and the night to the Three Kings (↗**Heilige Drei Könige**). The longest nights during the year's coldest season have been linked ever since with some (mostly irrational) fears which were fought against with incantations, and in Christian times with prayers and by burning frankincense (↗**Weihrauch**) in all of the house's rooms, and even in the stables (therefore also Rauchnächte, meaning nights of smoke). Many daily chores had to be avoided so as not to attract an evil curse. Major laundry had to wait until the Day of Three Kings. No yarn was spun "as otherwise Frau Holle (a witch) soils the distaff", or because people feared to spin squabbles and vermin into the house. Pulse was taken from the menu "because during these rough times they cause ulcers". The cattle were also in danger and to avert evil spirits the white berries of the mistletoe (↗**Mistel**) were blended into the feed. Even plants could be bewitched and not bear any fruit. The fruit trees were shaken during the night while calling: "Little tree don't sleep, Frau Holle is coming!" Also, being generous toward beggars and others "asking for something" (such as the carol singers ↗**Sternsinger**) contributed toward appeasing the evil spirits (Perchten). (The "tip" we give to the* *refuse collectors for the New Year is rooted in this superstition). On the other hand the Raunächte were ideal for fate and oracle customs, of which "Bleigießen", the pouring of lead into cold water to tell one's fortune for the coming year performed on New Year's Eve, is reminiscent. Dreams during the Raunächte are to be taken particularly serious.*

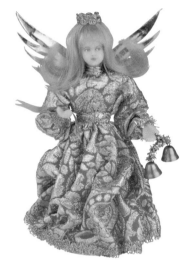

Rauschgoldengel, puppenartige Nachbildung eines ↗**Engels** mit glänzender Haarpracht aus Rauschgold (↗**Gold**), das zuerst in Fürth aus feinen Streifen von hauchdünnem Messingblech gefertigt wurde und beim Anfassen „rauschte" oder knisterte (daher auch Knittergold). Die ersten Rauschgoldengel wurden in der Mitte des 17. Jh. in Nürnberg hergestellt und seither auf dem dortigen Christkindlesmarkt (↗**Weihnachtsmarkt**) feilgeboten. Rauschgoldengel dienten lange Zeit als Christbaumspitzen (↗**Christbaumschmuck**).

Engl.: angel made of Dutch metal, doll-like imitation of an angel (↗Engel) with shiny hair made of Dutch metal (↗Gold) which was first made in Fürth of fine strips of thin brass sheets and rustled, or "rauschte" (hence Rausch-goldengel) when touched. The first Rauschgoldengel were produced in the mid-17th century in Nuremburg and ever since can be bought at the local Christkindlesmarkt (↗Weihnachtsmarkt/Christmas fair). Rauschgoldengel were for a long time used as a Christmas treetop (↗Christbaumschmuck/Christmas tree decoration).

Ruprecht, von ahd. hruot, „Ruhm" und beraht, „glänzend", Knecht und finsterer Begleiter des braven ↗**Nikolaus.** Mit der Arbeitsteilung der beiden älteren Herren am Nikolausabend verhält es sich ganz wörtlich wie bei „Zuckerbrot und Peitsche". Allerdings ist dieser „gezähmte Teufel" dem NIKOLAUS untertan und darf nicht strafen, wo dieser besänftigend eingreift. Die Dialektik von Gut und Böse spiegelt sich auch in der Kostümierung des Gaben oder Strafen bringenden Paares: Der weiße, später rote (↗**Weihnachtsmann**) Mantel des NIKOLAUS kontrastiert zu der schwarzen Vermummung seines Knechts. Dass es nur einen Weg zum Heil, aber tausend Pfade zur Sünde gibt, spiegelt sich sprachlich in der schier unerschöpflichen Zahl von landschaftlichen Namensformen der (von unartigen Kindern) gefürchteten Schreckgestalt: Ascheklas, Bartel, Bullerklas, Bullkater, Busebrecht, Butz, Butzebercht, Dollochs, Düsseli, Einspeiber, Erbsbär, Hans Muff, Hans Trapp, Kehraus, Klaubauf, Klausenpicker, Klombsack, Krampus, Leutfresser, Pelzbock, Pelznickel, Pietermann, Pulterklas, Ruklas, Rupsack, Schmutzli, schwarz Käsperchen, Semper, Spitzbartl, Zink Knatsch, Zink Muff, Zwarter Piet usw. – In neuerer Zeit wurde die Furcht einflößende Gestalt des Knechts RUPRECHT mit Rücksicht auf die zarte Seele der Kinder immer weiter gemildert, und schon in dem bekannten Gedicht von THEODOR STORM (* 1817 † 1888) ist Knecht RUPPRECHT ein „treuer Knecht", dessen Antworten auf die Fragen des ↗**Christkinds** man anmerkt, wie viel lieber er Äpfel, Nuss (↗**Nüsse**) und Mandelkern austeilt als Schläge auf den Allerwertesten:

Von drauß' vom Walde komm ich her;
Ich muß euch sagen, es weihnachtet sehr!
Allüberall auf den Tannenspitzen
Sah ich goldene Lichtlein sitzen;
Und droben aus dem Himmelstor
Sah mit großen Augen das Christkind hervor,
Und wie ich so strolcht durch den finsteren Tann,
Da rief's mich mit heller Stimme an.
„Knecht Rupprecht", rief es, „alter Gesell,
Hebe die Beine und spute dich schnell!

Die Kerzen fangen zu brennen an,
Das Himmelstor ist aufgetan,
Alt' und Junge sollen nun
Von der Jagd des Lebens einmal ruhn;
Und morgen flieg ich hinab zur Erden,
Denn es soll wieder Weihnachten werden!"

Ich sprach: „O lieber Herre Christ,
Meine Reise fast zu Ende ist;
Ich soll nur noch in diese Stadt,
Wo's eitel gute Kinder hat."
„Hast denn das Säcklein auch bei Dir?"
Ich sprach: „Das Säcklein, das ist hier;
Denn Äpfel, Nuss und Mandelkern
Fressen fromme Kinder gern."
„Hast denn die Rute auch bei Dir?"
Ich sprach: „Die Rute, die ist hier;
Doch für die Kinder nur, die schlechten,
Die trifft sie auf den Teil, den rechten."

Christkindlein sprach: „So ist es recht;
So geh mit Gott, mein treuer Knecht!"
Von drauß' vom Walde komm ich her;
Ich muß euch sagen, es weihnachtet sehr!
Nun sprecht, wie ich's hierinnen find!
Sind's gute Kind, sind's böse Kind?

Erst Vicco von Bülow alias Loriot (* 1923) hat in seinem makabren Gedicht *Advent* (1973) den Knecht Ruprecht wieder in jenen diabolisch-finsteren Zusammenhang gestellt, dem er ursprünglich entstammt.
Engl.: f. Old High German hruot, "fame", "shiny", servant and sinister companion of the good St. Nicholas (↗Nikolaus). The division of labor between the two elderly gentlemen on the evening of St. Nicholas is literally more along the line of "carrot and stick". However, this "tamed devil" is dominated by St. Nicholas and must not punish where the former calmly intervenes. The dialectics of good and evil is also reflected in the costumes of the couple bringing either gifts or punishment: The white, then later red (↗Weihnachtsmann/Santa Claus) coat of St. Nicholas contrasts with the black disguise of his

servant. That there is only one way to salvation, but a thousand to sin is linguistically mirrored in the sheer innumerable number of names of this much feared figure (by naughty children): Ascheklas, Bartel, Bullerklas, Bullkater, Busebrecht, Butz, Butzebercht, Dollochs, Düsseli, Einspeiber, Erbsbär, Hans Muff, Hans Trapp, Kehraus, Klaubauf, Klausenpicker, Klombsack, Krampus, Leutfresser, Pelzebock, Pelznickel, Pietermann, Pulterklas, Ruklas, Rupsack, Schmutzli, schwarz Käsperchen, Semper, Spitzbartl, Zink Knatsch, Zink Muff, Zwarter Piet etc. – In more recent times this fear-bearing creature of Knecht Ruprecht, taking into account the tender souls of children, has been increasingly softened and in the known poem by Theodor Storm (1817 † 1888) Knecht Ruprecht is a "faithful servant" whose answer in response to the question of the Christ-child (↗Christkind) shows just how much he prefers handing out apples, nuts (↗Nüsse) and almonds instead of hitting their rears:*

(1) I came here from the forest / I tell you, it is a very holy night! / All over the tips of the firs / I saw bright flashes of golden light; / And from above, the gates of heaven / I saw with open eyes the Christ-child / and as I wander through the dark forest / I hear a light voice calling me. / "Knecht Ruprecht" called, "Old man" / Lift your legs and hurry! Fast! / (2) The candles alight / the gates of heaven open wide / old and young / shall rest from the hunt of life / and tomorrow I shall fly to earth / as it shall be Christmas again!" / (3) I said: "O dear master, Christ / My trip is almost at an end; / It is only this one town / where the children are good." / "Do you have your sack with your?" / I said: "The sack, it is here; / apples, nuts and almonds / solemn children do enjoy." / "Do you also have your cane?" / I said: "The cane, it is here. / But only for the bad children, / to hit their right rear." (4) The Christ-child spoke: "That is good; / So go with god my faithful servant!" / I came here from the forest / I tell you, it is a very holy night! / Speak now how I find it here / Are the children good or bad?

*Only Vicco von Bülow alias Loriot (*1923) lent Knecht Ruprecht in his macabre poem entitled Advent (1973) its diabolic-sinister context from which he originated.*

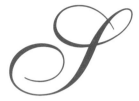

Santa Claus ↗Weihnachtsmann
saturnalia ↗Saturnalien

Saturnalien, altrömisches Opferfest zu Ehren des Gottes Saturn, das ursprünglich am 17. Dezember begangen wurde und in republikanischer Zeit bis zum 23. Dezember andauerte. Während der Saturnalien ruhten die Geschäfte, Schulen und Gerichte blieben geschlossen. Man besuchte einander und überbrachte ↗**Geschenke,** wie kleine Kuchen (↗**backen**) und ↗**Kerzen.** Sonst verbotene Glücksspiele wie Würfeln waren in dieser Woche erlaubt. Zur Erinnerung an den glücklichen Naturzustand des Menschen in Freiheit und Gleichheit waren alle sozialen Rangunterschiede vorübergehend aufgehoben, und bei dem öffentlichen Festmahl (↗**Weihnachtsmahl**) auf Staatskosten bedienten gar die Herren ihre Sklaven. Entsprechend beliebt war das Fest selbst noch zu Zeiten des ersten christlichen Kaisers KONSTANTIN (* um 280 † 337). Einiges spricht darum für die Vermutung, dass Weihnachten als Fest der Geburt Christi damals gezielt in die gleiche Zeit gelegt wurde, um die Saturnalien allmählich zu verdrängen – ein kluger Plan, der, wie wir heute wissen, bald vom Erfolg gekrönt wurde.

*Engl.: **saturnalia,** ancient Roman sacrifice festivities in honor of Saturn, which was originally celebrated on December 17 and in Republican times lasted until December 23. During Saturnalia business rested, schools and courts remained closed. People paid visits to one another and gave gifts (↗**Geschenke**) such as small cakes (↗**backen**) and candles (↗**Kerzen**). Usually forbidden games of chance such as die were permitted during this week. In memory of the happy natural state of man in freedom and equality, all social differences in ranking were preliminarily lifted, and during the public banquet (↗**Weihnachtsmahl**) at the cost of the state the masters even served their slaves. The festivities were still respectively popular during the times of the first Christian Emperor Constantine (* around 280 † 337). There are some reasons in favor of the assumption that Christmas, celebrating the birth of Christ, was deliberately placed into the same time in order to gradually oust Saturnalia – a clever plan which, as we know today, was soon crowned by success.*

Schnee, aus den Wolken bei Temperaturen unter 0 °Celsius ausfallender Niederschlag in Form von einzelnen oder aneinander haftenden, hexagonalen, weißen Eiskristallen, den Schneeflocken. Der erste Schneefall des Jahres verwandelt binnen weniger Stunden die vertraute Landschaft in eine „unschuldig-reine Zauberwelt". Die eben noch scharfen Konturen werden durch die Schneedecke gemildert, das Farbspektrum ist stark reduziert und auch die Klangwelt in der Natur erscheint mit einem Mal gedämpft. Diese natürlichen Veränderungen der Umgebung wirken stark auf das Empfinden des Menschen und haben somit einen entscheidenden Anteil an der erwünschten ↗**Weihnachtsstimmung.** Für Kinder sind winterliche Belustigungen wie Schneeballschlacht, Eislaufen und Rodeln, das Bauen von Schneemännern und das Anlegen von Schlinderbahnen Höhepunkte der Advents- und Weihnachtszeit. Auch um ihret-

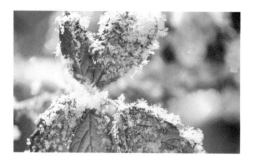

(2) Komm, setz dich ans Fenster,
du lieblicher Stern;
malst Blumen und Blätter,
wir haben dich gern.

(3) Schneeflöckchen, du deckst uns
die Blümelein zu,
dann schlafen sie sicher
in himmlischer Ruh'.

willen wünscht man sich ↗**alle Jahre wieder** eine „weiße Weihnacht", die zugleich die heimelige Geborgenheit in der warmen Stube erst so recht gemütlich macht.

(4) Schneeflöckchen, Weißröckchen,
komm zu uns ins Tal,
dann bau'n wir 'nen Schneemann
und werfen den Ball.

Engl.: **snow,** *precipitation falling from the clouds at temperatures below 0°C in the shape of individual or clinging hexagonal white ice crystals, snow flakes. The first snow of the year changes the familiar landscape within a few hours into an "innocent pure world of magic". The crisp silhouette is suddenly softened by a coat of snow, the color spectrum is strongly reduced and even the world of sound in nature suddenly appears dampened. These natural changes of the environment have a strong impact on man's feeling and thus carry a decisive part in the desired Christmas atmosphere (↗*Weihnachtsstimmung). For children, wintry entertainment such as snow ball fights, ice skating and tobogganing, building a snow-man and making strips to slide on are highlights of the Advent and Christmas season. For their sake everybody hopes for a "white Christmas" which simultaneously makes the homy feel in the warm house especially cozy.*

*Engl.: a popular tune of unknown origin which, although it has no direct reference to Christmas is still widely sung during the Advent season by smaller children, especially since it expresses the season's typical natural process of snowing (↗*Schnee) in a childlike illustrative language.*

(1) Snow flakes, white skirt / there you fall; / fall from the clouds / on such a long trip. (2) Come, sit by the window / you loving star / paint flowers and leaves / we love you so much. (3) Snow flakes, you cover our / flowers up / they will surely sleep / in heavenly peace. (4) Snow flakes, white skirt / join us in the valley / we will then build a snowman / and throw a snowball.

shepherds ↗**Hirten**
snow ↗**Schnee**

Schneeflöckchen, Weißröckchen, ein volkstümliches Lied unbekannter Herkunft, das zwar keinen direkten Bezug zum Weihnachtsfest hat, aber dennoch in der Adventszeit von kleineren Kindern gern gesungen wird, zumal es den jahreszeitlich typischen Naturvorgang des Schneiens (↗**Schnee**) in einer kindgemäßen Bildersprache gut zum Ausdruck bringt.

Spekulatius, von niederl. speculaas, nach dem Beinamen des St. ↗**Nikolaus,** speculator (lat. für

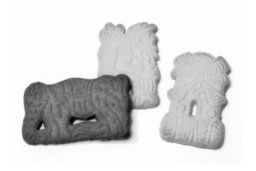

(1) Schneeflöckchen, Weißröckchen,
da kommst du geschneit;
du kommst aus den Wolken,
dein Weg ist so weit.

„Aufseher", „Bischof") benannt; würziges Weihnachtsgebäck (↗**backen**) aus Holland und den Rheinlanden. Der Teig, der in der Regel mit blättrigen Mandeln versehen ist (Mandelspekulatius), wird zum 6. Dezember, dem Nikolaustag, in figürlich geschnitzte Holzformen gedrückt und dann gebacken. Die reliefartigen Bilder zeigen Szenen aus der NIKOLAUS-Legende.

Rezept „Spekulatius"
(für ca. 80 Stück)

Zutaten:

500 g Mehl
1/2 Päckchen Backpulver
150 g Butter
1 Ei
3 Esslöffel Milch
100 g Zucker und 150 g brauner Zucker
40 g geriebene Mandeln
1/2 Teelöffel Zimt
1/4 Teelöffel Nelken
1/4 Teelöffel Kardamom
Butter zum Einfetten des Backblechs

Das Mehl mit dem Backpulver in eine Schüssel sieben. Mandeln, Ei, Milch, die Gewürze und die Butter dazugeben und einen geschmeidigen Mürbeteig kneten. Den Teig im Kühlschrank eine Stunde ruhen lassen. Dann noch einmal durchkneten und auf einer bemehlten Arbeitsplatte ausrollen. Die Spekulatiusformen mit Mehl bestäuben und den Teig in die Formen drücken. Überschüssigen Teig mit einem scharfen Messer abschneiden. Den Backofen auf 200 °C vorheizen. Das Backblech einfetten und den Teig ca. 20 Minuten (mittlere Schiene) braun backen.

*Engl.: **spicy almond cookies**, f. Dutch speculaas, named according to the epithet of St. Nicholas (↗Nikolaus), speculator (Lat. for "warder", "bishop"); hearty Christmas cookies (↗backen) from Holland and the Rhineland. The dough which is usually made with almond flakes (almond spekulatius) is pressed before December 6, the day of St. Nicholas, into wooden molds into which figures have been cut and is then baked. The relief-like images depict scenes from the legend of St. Nicholas.*

Recipe: Spekulatius (for approx. 80 cookies)
Ingredients:
500 g flour
1 tsp baking powder
150 g butter
1 egg
3 tbsp spoon milk
100 g sugar and 150 g brown sugar
40 g ground almonds
1/2 tsp cinnamon
1/4 tsp cloves
1/4 tsp cardamom
Butter to grease the baking tray

Sieve the flour with the baking powder into a bowl. Add almonds, egg, milk, spices and butter, kneading it into smooth short pastry. Allow the pastry to rest in the refrigerator for one hour. Remove from the fridge, knead again and roll out on a work surface sprinkled with flour. Dust the Spekulatius molds with flour and press the dough into the mold. Cut off any excess dough with a sharp knife. Pre-heat the oven to 200 °C. Grease the baking tray and bake the dough for around 20 minutes (centre of oven) until brown.

spices ↗Gewürze
spicy almond cookies ↗Spekulatius
stable ↗Stall

Stall, Bau zur Unterbringung von Vieh, angebliche Geburtsstätte JESU in ↗**Bethlehem,** nach abweichender Auffassung eine Höhle. Jedenfalls

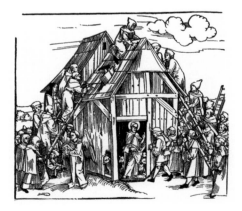

mussten die hochschwangere ↗**Maria** und ihr Verlobter ↗**Josef** mit einer behelfsmäßigen Unterkunft vorlieb nehmen, weil wegen der von AUGUSTUS angeordneten ↗**Volkszählung** alle Herbergen rund um Jerusalem überfüllt waren. Der Stall wird unterm ↗**Christbaum** als ↗**Krippe** nachgebildet, wobei Ochse und ↗**Esel** an seinen ursprünglichen Verwendungszweck gemahnen. Beide Tiere, die seit dem 13. Jh. auf vielen bildlichen Darstellungen als „Tierammen" dargestellt werden, die sich rührend um das Neugeborene kümmern, kommen in den Evangelien der Bibel in diesem Zusammenhang nicht vor; allerdings nennt sie ausdrücklich das apokryphe Evangelium des Pseudomatthäus als Zeugen der Geburt JESU.

Engl.: **stable**, *construction to house cattle, supposedly the place of birth of Jesus in* ↗*Bethlehem, according to different belief a cave. In any event the pregnant Mary (*↗*Maria) and her financé* ↗*Josef had to make do with a makeshift accommodation, as because of the census (*↗*Volkszählung) ordered by Augustus all inns around Jerusalem were overcrowded. The stable is created under the Christmas tree (*↗*Christbaum) as a nativity scene (*↗*Krippe) whereby the ox and donkey (*↗*Esel) are reminiscent of its original purpose of use. Both animals which have been illustrated since 13th century on many images as "foster-mothers" which touchingly look after the newly born are not mentioned in this context in the Bible's gospel; however, the apocryphal gospel of Pseudo-Matthew expressly names them as witnesses to the birth of Jesus.*

star ↗**Stern**

Stern, am Nachthimmel sichtbarer Himmelskörper, bes. die unbeweglichen Fixsterne und die Planeten. Der „Stern", den die ↗**Heiligen Drei Könige** „aus dem Osten" (Lukas 2, 1) aufgehen sahen, dessen Wanderung am Himmelszelt sie folgten, der „vor ihnen her zog bis zu dem Ort, wo das Kind lag" (Lukas 2, 9), war sicher kein Stern in diesem astronomischen Sinne. Der Astronom JOHANNES KEPLER (* 1571 † 1630) wies als Erster darauf hin, dass sich am 27. Mai, 6. Oktober und 1. Dezember des Jahres 7. v. Chr. eine seltene Kunjunktion von Jupiter und Saturn

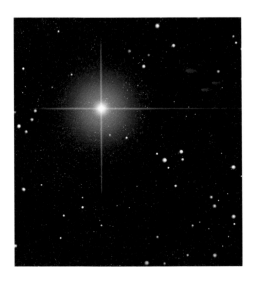

ereignet habe. Wenn der Weg der Heiligen Drei Könige (die ja eigentlich Sterndeuter waren) von Ur über Damaskus nach Jerusalem führte, konnten sie dort ein atemberaubendes Spektakel beobachten, das sich im Sternzeichen der Fische (dem Zeichen der Juden!) nur alle 800 Jahre ereignete: das strahlend helle Zusammentreffen der Planeten Jupiter und Saturn. Heutige Sternforscher sind dieser Theorie nachgegangen und datieren die Geburt JESU auf den 17. Januar (KONRADIN FERRARI D'OCCIEPPO) oder auf den 15. September (DAVID HUGHES) des Jahres 7. v. Chr. – Schon früh wurde vermutet, dass es sich bei dem "Stern" von ↗**Bethlehem** um einen Kometen gehandelt haben könnte. Der berühmte HALLEY'sche Komet kommt jedoch nicht in Frage, da er in diesem Zeitraum im Jahr 12 v. Chr. erschienen ist – zu früh, um mit den historischen Quellen übereinzustimmen. – Auch Meteoriten („Sternschnuppen") kommen nicht in Betracht, da sie zu klein und vor allem zu kurzlebig sind, um der Beschreibung im Lukasevangelium zu entsprechen. – Schließlich wurde auch das Aufleuchten einer Supernova als mögliche Erklärung für das himmlische Geschehen in Erwägung gezogen; allerdings gibt es hierfür aus der fraglichen Zeit keinerlei Belege. – Wenngleich sich das Rätsel des Sterns von Bethlehem streng wissenschaftlich wohl nie ganz wird klären lassen, gehört der Stern als weihnachtliches

Symbol zu jeder ↗**Krippe** und in jeden ↗**Christ-baum**. Die beliebten Strohsterne erinnern zugleich an das Stroh, worauf das ↗**Christkind** nach seiner Geburt im ↗**Stall** gebettet wurde.

*Engl.: **star**, celestial body visible in nocturnal sky, especially the immovable fixed stars and planets. The "star" which the Three Kings (↗Heiligen Drei Könige) saw rise "from the East" (Luke 2, 1) whose path in the firmament they followed, which "moved before them to the place where the child lay" (Luke 2, 9), was surely not a star in this astronomical sense. The astronomer Johannes Kepler (* 1571 † 1630) was the first to point out that there was a rare conjunction of Jupiter and Saturn on May 27, October 6 and December 1 of the year 7. B.C. If the path of the Three Kings (who in fact were astronomers) took them from Ur via Damascus to Jerusalem, they could observe a breathtaking spectacle there which in the zodiac sign of Pisces (the sign of the Jews!) occurred only every 800 years: the bright meeting of the planets of Jupiter and Saturn. Today's astronomy has taken up on this theory and dates the birth of Jesus to January 17 (Konradin Ferrari d'Occieppo) or September 15 (David Hughes) of the year 7. B.C. – At an early stage there were assumptions that the "star" of ↗Bethlehem was in fact a comet. However, it could not have been the famous Halley's Comet, since during this period it appeared in the year 12 B.C. – too early to correspond with historic sources. – Even meteorites ("shooting stars") can not be considered as they are too small and mainly too short-lived to meet the description in Luke's gospel. – Finally, the bright light of a supernova was considered a possible explanation for the heavenly events; however, there is no evidence from the time in question. – Even if the enigma of the star of Bethlehem in strict scientific terms will hardly ever by fully clarified, the star as a Christmas symbol is part of any nativity scene (↗Krippe) and any Christmas tree (↗Christbaum). The popular stars of hay are at the same time reminiscent of the hay on which the Christ-child (↗Christkind) was bedded after being born in the stable (↗Stall).*

Sternsingen, ein noch heute weit verbreiteter Brauch der katholischen Christen, bei dem am 6. Januar von Tür zu Tür ziehende Sternsinger um milde Gaben wie Kuchen, ↗**Nüsse** oder Geld bitten, das Haus segnen und die jeweilige Jahreszahl samt den Initialen der ↗**Heiligen Drei Könige**, C + M + B für CASPAR, MELCHIOR und BALTASAR, mit geweihter Kreide auf den Türbalken schreiben. Zugleich stehen diese drei Buchstaben für den lat. Glückwunsch Christus Mansionem Benedicat, „Christus segne dieses Haus". Heute und hier zu Lande sind die drei Sternsinger, die an diese Tradition anknüpfen, meist Kinder, die im Auftrag der katholischen Kirche nicht für sich, sondern für karitative Projekte in aller Welt vorzugsweise Geld sammeln. Damit sie dabei schnell weiter kommen, ist ihr Lied entsprechend kurz:

> *Ich bin ein kleiner König.*
> *Gib mir nicht zu wenig!*
> *Gib mir nicht zu viel*
> *mit dem Besenstiel!*

*Engl.: **caroling**, still a widespread custom of Catholic Christians where carol singers passing on January 6 from door to door ask for a small gift such as cakes, nuts (↗Nüsse) or money, bless the house and write the respective year plus the initials of the Three Kings (↗Heiligen DreiKönige) C + M + B for Caspar, Melchior and Baltasar, with consecrated chalk onto the doorframe. At the same time the three letters stand for the Latin congratulations Christus Mansionem Benedicat, "Christ Bless this House". Today and in this country the three carol singers representing this tradition tend to be children who on behalf of the Catholic Church do not collect (preferably money) for themselves, but for charity projects all around the world. To ensure that they progress quickly, their carol is respectively short:*

I am a little King.
Do not give me too little!
Do not give me too much
With the broomstick!

Stille Nacht, gilt als das berühmteste ↗**Weihnachtslied** der Welt. Erst in neuester Zeit wurde der Hilfspriester und spätere Vikar JOSEPH MOHR (* 1792 † 1848) als Verfasser des Liedtextes identifiziert:

(1) Stille Nacht! Heilige Nacht!
Alles schläft, einsam wacht
nur das traute hochheilige Paar,
„Holder Knabe im lockigen Haar,
schlaf in Himmlischer Ruh',
schlaf in himmlischer Ruh'!"

(2) Stille Nacht! Heilige Nacht!
Gottes Sohn, o wie lacht
Lieb' aus deinem göttlichen Mund,
da uns schlägt die rettende Stund':
Christ, in deiner Geburt.
Christ, in deiner Geburt.

(3) Stille Nacht! Heilige Nacht,
die der Welt Heil gebracht;
aus des Himmels goldenen Höhn,
uns der Gnaden Fülle lässt sehn:
Jesum in Menschengestalt.
Jesum in Menschengestalt.

(4) Stille Nacht! Heilige Nacht!
Wo sich heut' alle Macht
väterlicher Liebe ergoss,
und als Bruder huldvoll umschloss
Jesus die Völker der Welt.
Jesus die Völker der Welt.

(5) Stille Nacht! Heilige Nacht!
Lange schon uns bedacht,
als der Herr, vom Grimme befreit,
in der Väter urgrauer Zeit
aller Welt Schonung verhieß!
Aller Welt Schonung verhieß!

(6) Stille Nacht! Heilige Nacht!
Hirten erst kundgemacht.
Durch der Engel Halleluja
tönt es laut von fern und nah:
Christ, der Retter ist da!
Christ der Retter ist da!

Am Vormittag des Heiligen Abends 1818 in Oberndorf in der Nähe von Salzburg zeigte MOHR den Text seinem Freund, dem im benachbarten Arnsdorf lebenden Lehrer FRANZ GRUBER (* 1787 † 1863), der die Melodie für die Gitarre komponierte, da die Orgel nicht funktionierte. Das Lied wurde wenige Stunden später, während der ↗**Christmette**, mit den Mitgliedern einer bäuerlichen Sängergruppe in der Oberndorfer Kirche uraufgeführt und hat seither seinen festen Platz unter den „Top Ten" deutscher ↗**Weihnachtslieder** stets behaupten können.

Engl.: Silent Night, is deemed the world's most famous Christmas carol (↗Weihnachtslied). Only in more recent times was the curate and later vicar Joseph Mohr (1792 † 1848) identified as the author of the lyrics of the song:*

(1) Silent Night! Holy Night! / All is calm, all is bright / Round yon godly tender pair / Holy infant with curly hair / Sleep in heavenly peace / Sleep in heavenly peace. (2) Silent Night! Holy Night! / Son of God, love's pure light Radiant beams from thy holy face / With the dawn of redeeming grace / Jesus, Lord at thy birth / Jesus, Lord at thy birth. (3) Silent Night! Holy Night! / Brought the world gracious light / Down from heaven's golden height / Comes to us the glorious sight: / Jesus, as one of mankind / Jesus, as one of mankind. (4) Silent Night! Holy Night! / By his love, by his might / God our Father us has graced / As a brother gently embraced / Jesus, all nations on earth / Jesus, all nations on earth. (5) Silent Night! Holy Night! / Long ago, minding our plight / God the world from misery freed / In the dark age of our fathers decreed: / All the world is redeemed / All the world is redeemed. (6) Silent Night! Holy Night! / Shepherds first saw the sight / Of angels singing alleluia / Calling clearly near and far: / Christ, the savior is born / Christ the Savior is born.

On the morning of Christmas Eve in 1818 in Oberndorf close to Salzburg Mohr showed the lyrics to his friend, the tutor Franz Gruber (1787 † 1863) living in the neighboring Arnsdort, who composed the melody for the guitar since the organ was not working. The song premiered a few hours later during Christmas Mass (↗Christmette) with the members of a group of peasant singers at the Oberndorf church and ever since has its fixed place among the top ten of German Christmas carols (↗Weihnachtslieder).*

surprise ↗**Überraschung**

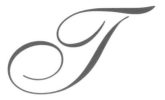

tears ↗Tränen
television program ↗Fernsehprogramm
Three Kings ↗Heilige Drei Könige

Tränen, das auf Nervenreize hin von der Tränendrüse des Auges abgesonderte Sekret. Da der Tränenfluss eine reflexive Körperreaktion ist, kann man ihn willentlich nur schwer unterdrücken.

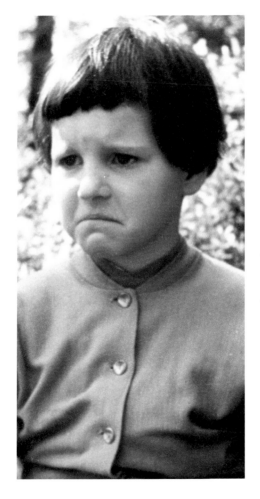

Je nach Art des Nervenreizes unterscheidet man Freudentränen (z. B. beim Empfang unerwarteter ↗**Geschenke;** ↗**Überraschung**), Tränen der Rührung (oft verursacht durch die sentimentale ↗**Weihnachtsstimmung**), Tränen der Trauer (etwa bei einsam verbrachten ↗**Weihnachten**) und Tränen des Schmerzes (infolge körperlicher Verletzungen oder materieller Verluste, ↗**Katastrophe**). Auch durch winterliche Kälte oder in Folge der in der kalten Jahreszeit sehr verbreiteten Erkältungskrankheiten kann der Tränenfluss angeregt werden. So ist das Fest der Freude paradoxerweise für viele Zeitgenossen eine tränenreiche Zeit. Die rein wissenschaftliche Erkenntnis, dass alle genannten Arten von Tränen gleichermaßen einen Salzgehalt von 1 % aufweisen, vermag allenfalls sehr materialistisch gesonnenen Zeitgenossen über die Gefühlsaufwallungen der Weihnachtszeit hinwegzuhelfen.

Engl.: **tears,** *secretion exuded by the eye's tear gland in response to stimulating the nerves. Since the flow of tears is a physical reflex it is difficult to deliberately suppress it. Depending on the type of nervous stimulation one tends to differentiate between tears of joy (e.g. when receiving unexpected gifts (↗**Geschenke**); surprise (↗**Überraschung**), tears of emotion (often caused by sentimental Christmas atmosphere (↗**Weihnachtsstimmung**)), tears of mourning (such as for Christmas (↗**Weihnachten**) spent on one's own) and tears of pain (due to physical injury or tangible loss ↗**Katastrophe**/catastrophe). Even widely spread colds caused by the wintry cold or the cold season may trigger the flow of tears. The celebration of joy paradoxically for many fellow men and women is a time filled with tears. The genuine scientific knowledge that all named types of tears contain equally 1% of salt may, if anything, help those fellow men and women of highly material disposition to overcome the outburst of emotion brought on by the Christmas period.*

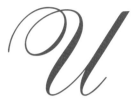

Überraschung, ein Ereignis, mit dem man nicht gerechnet hat, z. B. ein unerwartetes ↗**Geschenk**. Die freudige Überraschung, eins der angenehmsten Gefühle bei der weihnachtlichen ↗**Bescherung**, stellt sich dann ein, wenn der Beschenkte genau das erhält, was er sich insgeheim gewünscht hat, ohne diesen speziellen Wunsch gegenüber dem Schenker ausdrücklich zu äußern. Durch eine tarnende ↗**Verpackung** wird der euphorische Moment der Überraschung hinausgezögert und so verstärkt. Bei nur oberflächlicher Kenntnis der Persönlichkeit des zu Beschenkenden läuft der Schenker allerdings Gefahr, durch eine unglückliche Wahl des Geschenks diesem eine eher unangenehme Überraschung zu bereiten. Dieses an sich schon schmerzliche Empfinden (↗**Katastrophe**) wird noch durch die Anstandsregel verschlimmert, alle Anzeichen von Enttäuschung unbedingt zu verbergen (↗**Tränen**). Ein probates Mittel zur Linderung von Enttäuschungen bietet seitens des Schenkenden das Angebot zum ↗**Umtausch**: „Hier ist der Kassenbon!" Missratene Überraschungsversuche haben dennoch das Zeug, die ↗**Weihnachtsstimmung** nachhaltig zu vergiften. Bei unzureichender Kenntnis der Wünsche zu beschenkender Personen empfiehlt sich darum die rechtzeitige Einforderung möglichst präzise formulierter ↗**Wunschzettel**.

*Engl.: **surprise**, an event that one did not expect to occur, such as an unexpected gift (↗**Geschenk**). The pleasant surprise, one of the most agreeable feelings of the Christmas ↗**Bescherung**, happens when the person receiving a gift receives exactly what he or she secretly had wished for without having expressly said anything about this particular wish toward the person giving the present. With the help of camouflaging wrapping (↗**Verpackung**) the euphorius moment of surprise is delayed and thus reinforced. With only superfluous knowledge of the personality of the individual to receive a present the person giving the present runs the risk, through an unhappy choice, to create a rather unpleasant surprise. This already painful feeling (↗**Katastrophe**/catastrophe) is even aggravated by the rules of good manner, demanding that one hide by all means all signs of disappointment (↗**Tränen**/tears). A tried and tested means to alleviate disappointments is the offer by the person giving the gift to exchange (↗**Umtausch**) it: "Here is the receipt!" Failed attempts at a surprise still have the power to lastingly poison the Christmas atmosphere (↗**Weihnachtsstimmung**). If there is insufficient knowledge of the wishes of those to whom a gift is to be presented, it is recommended to demand a precisely formulated wish list (↗**Wunschzettel**) in time.*

Umtausch, Rückgabe gekaufter Ware gegen gleichwertige andere Waren des Verkäufers. Eine Umtauschpflicht besteht in Deutschland seitens des Verkäufers nach wie vor nur bei (versteckten) Mängeln an der Ware, wobei subjektiv empfundenes Missfallen (etwa eines Beschenkten) keinen objektiven Mangel bedeutet. Dennoch ist ein Umtausch dank der verbreiteten Kulanz der

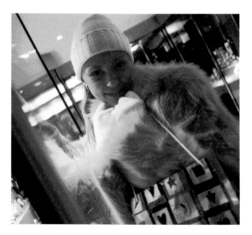

Händler gerade nach dem Weihnachtsgeschäft in aller Regel auch dann möglich. Selbst die Erstattung des Kaufpreises in Form von Gutscheinen oder bar ist bei Vorlage des Kassenbons übliche Praxis geworden. So unerfreulich der Umtausch wegen der damit verbundenen Umstände auf beiden Seiten ist, erweitert er doch nebenbei den Horizont des Umtauschenden, indem er gezwungen ist, Geschäfte aufzusuchen, die er sonst nie betreten würde und führt dem Händler damit gleichzeitig neue Kundschaft zu. Eine Reihe von Waren ist generell vom Umtausch ausgeschlossen (wie z. B. Lebensmittel nach dem Verfallsdatum).

Engl.: **exchange,** *the return of purchased goods against another equal item from the retailer. In Germany retailers are still only obliged to return goods in the event of a (concealed) defect, whereby the subjectively experienced dislike (such as by the person receiving) does not constitute an objective defect. Nonetheless, exchanging an item due to the widespread good will of retailers, especially after the Christmas business, tends to be possible even then. Even the reimbursement of the purchase price in the shape of a voucher or in cash when presenting the receipt has become general practise. As unpleasant an exchange is for both sides due to the respective circumstances, it still expands on the one side the horizon of the person exchanging by being forced to visit shops which he would otherwise never visit, while simultaneously introducing a new clientele to retailers. A number of goods are generally excluded from being exchanged (such as food whose best before date has already expired).*

Umweltschutz, rücksichtsvoller Umgang mit den Ressourcen der Natur, so die Vermeidung von schwer abbaubarem Abfall und sparsamer Energieverbrauch sind Forderungen, denen sich der verantwortungsbewusste Bürger gerade auch zu ↗**Weihnachten** nicht entziehen sollte. Allerdings setzt dies eine gründliche Kenntnis ökologischer Zusammenhänge voraus. Nicht alles, was mit dem Anspruch von Umweltverträglichkeit auf den Markt kommt, wird diesem Anspruch bei genauerer Betrachtung gerecht. So ist z. B. der Kauf von ↗**Christbäumen** mit Wurzelballen aus ökologischer Sicht problematisch. Die Bal-

lenentnahme am Wuchsort führt dort nämlich zu Humusverlusten des Bodens; in Hanglagen kann dies gar die Erosion fördern. Beim Kauf des Weihnachtsbaums sollten heimische Arten bevorzugt werden, um unsinnigen Ferntransport zu vermeiden. Vom Kauf fremdländischer Nadelbäume wie der Blaufichte (fälschlicherweise oft als „Edeltanne" deklariert) ist auch deshalb abzuraten, weil sie in sog. Sonderkulturen unter Einsatz von Mineraldünger, Herbiziden und Insektiziden gezogen wird. Bei der Entsorgung des Christbaums nach ↗**Heilige Drei Könige** ist der ↗**Christbaumschmuck** vollständig zu entfernen, da dieser giftige Stoffe enthalten kann. Wenn man auf ↗**Lametta** nicht verzichten will, sollte man sich für solches aus Zinn entscheiden: Es ist nicht brennbar (↗**Feuerwehr**) und kann Jahr für Jahr wiederverwendet werden. – Ein großes Problem für den Umweltschutz ist der zu Weihnachten anfallende Verpackungsmüll (↗**Verpackung**). Im Jahresdurchschnitt beträgt sein Anteil an den 250 kg Hausmüll, die jeder Bürger durchschnittlich produziert, 30 Prozent. Und zu Weihnachten kommen

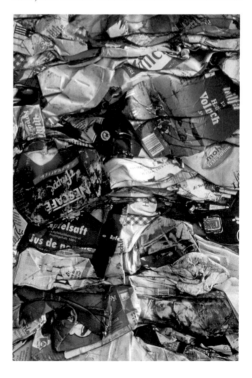

noch die Geschenkverpackungen hinzu: Lack-
papier, Glitzerfolie, Plastikschleifen, Klebestrei-
fen – all diese Materialien können nicht recycelt
werden und landen auf der Deponie, wo sie nur
sehr langsam verrotten. Wer seine Geschenke
nicht in Zeitungspapier einschlagen will (↗**Weihnachtsstimmung**), sollte wenigstens lernen, wie
man beim Einpacken auf Klebstreifen verzichten
kann. Wenn man sich stattdessen auf Gummi-
oder Schleifenbänder beschränkt, wird das
Geschenkpapier beim Auspacken nicht beschä-
digt und kann somit wiederverwendet werden.
Engl.: **environmental protection,** *considerate
handling of nature's resources such as the prevention
of waste which is not biologically degradable, and
low energy consumption are demands which responsible citizens should not withdraw from, especially at
Christmas (↗Weihnachten). However, this prere-
quisites a profound knowledge of ecological circumstances. Not everything
launched onto the market
claiming to be environ-
mentally tolerable meets
this particular claim
when given closer consi-
deration. For example, the
buying of a Christmas tree
(↗Christbaum) with root ball is problematic from
an ecological viewpoint. Taking the ball from the
place where it grows entails that that particular spot
of soil will lose humus; on an incline it may even
lead to erosion. When buying the Christmas tree local
varieties are to be preferred in order to avoid insen-
sible long-distance transit. Buying foreign conifers
such as the Colorado blue spruce (often wrongly termed "silver fir") is also to be refrained from because
they are grown in so-called special cultures, using
mineral fertilizers, herbicides and insecticides. When
disposing of the Christmas tree after
the Three Kings (↗Heilige Drei Könige)
the Christmas tree decoration (↗Christ-
baumschmuck) is to be completely remo-
ved as it may contain toxins. If one does
not wish to do without ↗Lametta the
option should fall onto that made of
tin: it is not flammable (↗Feuerwehr/
fire brigade) and can be reused year in,
year out. – A major problem for environmental protection is the waste created by
wrapping paper at Christmas (↗Ver-
packung/wrapping). Compared to the
annual average its share in the 250 kg of
household waste produced on average by
every citizen amounts to 30 per cent. And
at Christmas the gift wrappings are
added: varnished paper, glitter foil, plastic
bows, adhesive strips – all these materials
can not be recycled and are taken to the
dump site where they rot slowly. Those
not wishing to wrap their gifts in news-
papers (↗Weihnachtsstimmung/Christ-
mas atmosphere) should at least learn how
to do without cello tape when wrapping
them up. In limiting oneself instead to
rubber bands or ribbons, the wrapping
paper is at least not damaged while un-
packing and thus can be reused.*

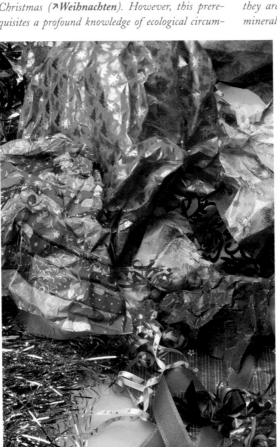

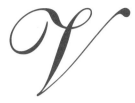

Verpackung, bei Handelswaren die dem Zusammenhalt und dem Schutz des Gutes gegen äußere Einflüsse dienende, bei ↗**Geschenken** zusätzlich deren Spezifität verbergende Umhüllung (↗**Überraschung**). Soll letzteres auch bei Geschenken mit markanter Form gelingen, muss die Verpackung mit Füllstoff (Holzwolle, Styroporflocken u. ä.) unterfüttert werden. So ist die Verpackung eines sehr kleinen, aber dennoch wertvollen Geschenks (z. B. eines Diamantrings) in eine vielschichtige, voluminöse Umhüllung (nach dem Zwiebelhaut- oder Matroschkaprinzip) eine beliebte Strategie zur Irreführung des Beschenkten und damit zur Steigerung des Überraschungseffekts, insbesondere wenn zusätzlich über das geringe Gewicht des verpackten Gegenstands durch eine schwer wiegende Dreingabe (etwa eines Pflastersteins) hinweggetäuscht wird. Bei solcherlei Verpackungsexzessen ist aber immer auch der Aspekt des ↗**Umweltschutzes** zu berücksichtigen. – Generell abzuraten ist von dem unbilligen Versuch, ein billiges Geschenk durch eine desto kostbarere Verpackung aufzuwerten; dies führt beim Beschenkten in aller Regel zu einer verständlichen Enttäuschung (↗**Tränen**).

Engl.: Wrapping or packaging, for commodities, serves to hold together and to protect the respective item against external impacts, and for gifts (↗Geschenk) to conceal their specifics (↗Überraschung/surprise). If the latter is also to be successful for gifts of a distinct shape the wrapping must be padded (woodwool, polystyrol flakes, or similar). Wrapping a very small yet valuable gift (e.g. a diamond ring) into a multi-layered voluminous cover (according to the layered or the Matryoshka principle) is a popular

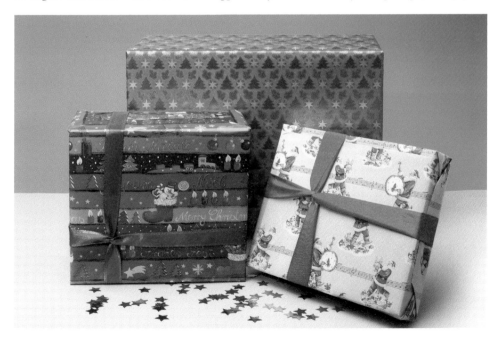

strategy to mislead the person receiving the gift and thus to increase the surprising effect, in particular if the light weight of the wrapped item is obscured with the help of a heavy-weight inclusion (such as a brick). Such wrapping excesses must also take into account the aspect of environmental protection (↗*Umweltschutz*). – Generally it is not advisable to upgrade a cheap gift by way of a more valuable wrapping; this leads the person receiving the gift in general to feel extremely disappointed (↗*Tränen/ tears*).

Volkszählung, lat. census, statistische Erhebung zur Ermittlung der Größe und Zusammensetzung der Bevölkerung eines Staates. Schon in vorchristlicher Zeit gab es Volkszählungen bei den Chinesen, Ägyptern und Juden. Bei den Römern war der Census die Schätzung aller röm. Staatsbürger des Weltreichs nach ihrem Vermögen als Grundlage für die Militärdienstpflicht, die Steuer und die Zuweisung politischer Rechte. Die in der ↗**Weihnachtsgeschichte** (Lukas 2, 1–3) von Kaiser Augustus befohlene und von seinem Statthalter Quirinius in Syrien durchgeführte Volkszählung wird von Historikern auf das Jahr 8 v. Chr. datiert und könnte sich bis ins Jahr 7 v. Chr. hingezogen haben (↗**Stern**). Allein hierdurch gilt als erwiesen, dass die „christliche Zeitrechnung", die erst von Dionysius Exiguus im 6. Jh. aufgestellt wurde, auf einer falschen Berechnung beruht.

Engl.: Lat. census, statistical survey to determine the number and composition of the population of a state. In pre-Christian times already the Chinese, Egyptians and Jews held a census. For the Romans the census was an estimation of all Roman citizens of the Empire in terms of their wealth as a basis for the military duty, taxes and the allocation of political rights. The census held in the Christmas story (↗Weihnachtsgeschichte) (Luke 2, 1-3) ordered by Emperor Augustus and carried out by his governor Quirinius in Syria is dated by historians to the year 8 B.C. and could have taken until the year 7 B.C. (↗Stern/star). This is considered the only proof that the "Christian calendar" which was only drawn up by Dionysius Exiguus in the 6th century, is based on an incorrect calculation.

Vom Himmel hoch, dt. ↗**Weihnachtslied**, von Martin Luther (* 1483 † 1546) angeblich für seine Kinder zur Bescherung 1535 gedichtet.

*(1) Vom Himmel hoch, da komm ich her,
ich bring' euch gute neue Mär,
der guten Mär bring' ich so viel,
davon ich sing'n und sagen will.*

*(2) Euch ist ein Kindlein heut' geborn
von einer Jungfrau, auserkorn;
das Kindelein so zart und fein,
das soll eu'r Freud' und Wonne sein.*

*(3) Es ist der Herr Christ unser Gott,
der will euch führn aus aller Not,
er will eu'r Heiland selber sein,
von allen Sünden machen rein.*

*(4) Er bringt euch alle Seligkeit,
die Gott, der Vater, hat bereit',
dass ihr mit uns im Himmelreich
sollt leben nun und ewiglich.*

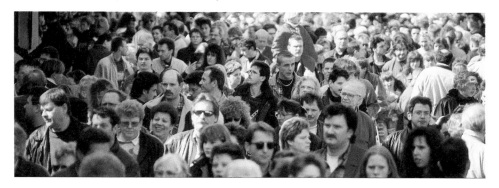

(5) So merket an das Zeichen recht,
die Krippen, Windelein so schlecht:
Da findet ihr das Kind gelegt,
das alle Welt erhebt und trägt.

(6) Des lasst uns alle fröhlich sein
und mit den Hirten gehn hinein,
zu sehen, was Gott uns beschert,
mit seinem lieben Sohn verehrt.

(7) Merkt auf, mein Herz, und sieh dort hin:
Was liegt doch in dem Krippelein?
Was ist das schöne Kindelein?
Es ist das liebe Jesulein.

(8) Sei uns willkomm'n, du edler Gast!
Den Sünder nicht verschmähet hast
und kommst ins Elend her zu mir,
wie soll ich immer danken dir?

(9) Ach Herr, du Schöpfer aller Ding',
wie bist du 'worden so gering,
dass du da liegst auf dürrem Gras,
davon ein Rind und Esel aß.

(10) Und wär' die Welt vielmal so weit,
von Edelstein und Gold bereit',
so wär' sie doch dir viel zu klein,
zu sein ein enges Wiegelein.

(11) Der Sammet und die Seiden dein,
das ist grob' Heu und Windelein,
darauf du Kind, so groß und reich,
her prangst als wär's dein Himmelreich.

(12) Das hat also gefallen dir,
die Wahrheit anzuzeigen mir:
Wie aller Welt Macht, Ehr' und Gut
vor Dir nichts gilt, nichts hilft noch tut.

(13) Ach, mein herzliebes Jesulein,
mach dir ein fein sanft' Bettelein,
zu ruhn in meines Herzens Schrein,
dass ich nimmer vergesse dein!

(14) Davon ich all'zeit fröhlich sei,
zu springen, singen immer frei
das rechte Susaninne schon,
mit Herzens Lust den süßen Ton.

(15) Lob, Ehr' sei Gott im höchsten Thron,
der uns schenkt' seinen ein'gen Sohn;
des freuen sich der Engel Schar'
und singen uns solch's neues Jahr.

Offenbar spricht hier ein ↗**Engel** zu der Gemeinde, was Valentin Triller, Pfarrer aus Panthenau, in seinem Schlesisch Singbüchlein (1555) durch Voranstellung folgender Strophe unterstrichen hat:

Es kam ein Engel hell und klar
von Gott auf's Feld zur Hirtenschar;
der war gar sehr von Herzen froh
und sprach zu ihnen fröhlich so:

Das uns fremd gewordene Wort „Susaninne" in der 14. Strophe verweist auf den katholischen Brauch des „Kindelwiegens" durch Eias und Susannis, das Luther später als „Papstkirchensitte" ablehnte.

*Engl.: Germ. Christmas carol (↗**Weihnachtslied**) by Martin Luther (*1483 †1546), allegedly composed for his children for the giving of presents in 1535. (Of its total 15 verses usually only six or seven are sung today):*

(1) "From heaven above to earth I come / To bear good news to every home; / Glad tidings of great joy I bring, / Whereof I now will say and sing: (2) "To you this night is born a child / Of Mary, chosen virgin mild; / This little child, of lowly birth, / Shall be the joy of all the earth." (3) "This is the Christ, our God and Lord, / Who in all need shall aid afford; / He will Himself your Savior be / From all your sins to set you free." (4) "He will on you the gifts bestow / Prepared by God for all below, / That in His kingdom, bright and fair, / You may with us His glory share." (5) "These are the tokens ye shall mark: / The swaddling-clothes and manger dark; / There ye shall find the Infant laid / By whom the heavens and earth were made." (6) Now let us all with gladsome cheer / Go with the shepherds and draw near / To see the precious gift of God, / Who hath His own dear Son bestowed. (7) Give heed, my heart, lift up thine eyes! / What is it in yon manger lies? / Who is this child, so young and fair? / The blessed Christ-child lieth there. (8) Welcome to earth, Thou noble Guest, /

Through whom the sinful world is blest! / Thou com'st to share my misery; / What thanks shall I return to Thee? (9) Ah, Lord, who hast created all, / How weak art Thou, how poor and small, / That Thou dost choose Thine infant bed / Where humble cattle lately fed! (10) Were earth a thousand times as fair, / Beset with gold and jewels rare, / It yet were far too poor to be / A narrow cradle, Lord, for Thee. (11) For velvets soft and silken stuff / Thou hast but hay and straw so rough, / Whereon Thou, King, so rich and great, / As 'twere Thy heaven, art throned in state. / (12) And thus, dear Lord, it pleaseth Thee / To make this truth quite plain to me, / That all the world's wealth, honor, might, / Are naught and worthless in Thy sight. (13) Ah, dearest Jesus, holy Child, / Make Thee a bed, soft, undefiled, / Within my heart, that it may be / A quiet chamber kept for Thee. (14) My heart for very joy doth leap, / My lips no more can silence keep; / I, too, must sing with joyful tongue / That sweetest ancient cradle-song: (15) Glory to God in highest heaven, / Who unto us His Son hath given! / While angels sing with pious mirth / A glad new year to all the earth.

Obviously an angel (↗Engel) is speaking here to the congregation which Valentin Triller, a priest from Panthenau, underlined in his Silesian Booklet of Songs, or Schlesisch Singbüchlein (1555) by beginning with the following verse:

An angel came bright and clear / Sent by the Lord to the field with the shepherds; / Who was very happy from the heart / And spoke to them merrily as such:

The now estranged word "Susaninne" in verse 14 refers to the Catholic custom of "Kindelwiegen" by Elas and Susannis, which Luther later rejected as "Papal church custom".

Vorfreude, positive Erwartungshaltung im Hinblick auf ein freudiges Ereignis. Die Adventszeit (↗**Advent**) als Zeit der Erwartung des Weihnachtsfestes und der ↗**Bescherung** ist nicht nur für Kinder eine Zeit der Vorfreude. Der Volksmund sagt: „Vorfreude ist die beste Freude" – und bringt damit indirekt die Erfahrung zum Ausdruck, dass sie nicht selten die Freude beim Eintreffen des erwarteten Ereignis-

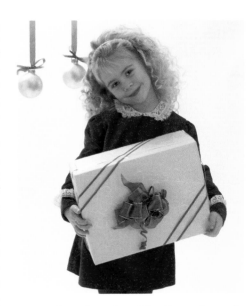

ses an Intensität übertrifft. Ganz glatt geht die Gleichung übrigens nicht auf, denn sonst könnte ja auf den Anlass der Vorfreude (z. B. auf die Bescherung) ganz verzichtet werden. Bekanntlich konkurriert mit der Vorfreude als beste oder schönste aller Freuden die Schadenfreude, die selbst in einer so auf Harmonie abzielenden Situation wie der Bescherung seltsame Blüten treiben kann, wenn etwa Geschwisterkinder unterm ↗**Christbaum** die erhaltenen ↗**Geschenke** vergleichen.

Engl.: **anticipation,** *positive anticipation in view of a pleasant event. The Advent season (↗Advent) as a time of anticipation of the Christmas celebrations and ↗Bescherung is not only a time of anticipation for children. Popular belief says: "Anticipating joy is the best joy" – and indirectly expresses the experience that it quite often exceeds the joy in intensity once the anticipated event occurs. The equation is not quite efficient, otherwise the anticipated event (e. g. Bescherung) could be totally waived. The commonly known rival of anticipated joy as the best and most beautiful of all pleasures, is malicious pleasure, known as Schadenfreude in German, which can take on strange forms in a situation such as the Bescherung which is totally geared toward harmony, when for example siblings compare their gifts (↗Geschenke) received underneath the Christmas tree (↗Christbaum).*

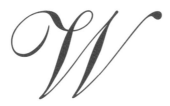

Weihnachten, von mhd. zu den wihen nahten, „zu den heiligen Nächten", Fest der Geburt Jesu. Die Feier am 25. Dezember (↗**Kalender**) ist zuerst für das Jahr 354 in Rom bezeugt und verbreitete sich von dort aus rasch in der gesamten christl. Kirche. In der Ostkirche verdrängte sie dabei als Geburtsfest ↗**Epiphanias.** Nirgends hat Weihnachten eine so reiche Entfaltung in Liedern (↗**Weihnachtslied**), figürlichen Darstellungen (↗**Krippe**) und Bräuchen (↗**Adventskalender,** ↗**Adventskranz,** ↗**Christbaum**) gefunden wie in Deutschland.
Engl.: **Christmas,** *from Middle High German zu den wihen nahten, "to the holy nights", celebration of the birth of Jesus. The celebrations on December 25 (↗Kalender/calendar) are documented as first having taken place in the year 354 in Rome from where they spread quickly within the entire Christian church. In the Eastern Church it ousted Epiphany (↗Epiphanias) as the birth celebration. Nowhere has Christmas evolved as richly in songs (↗Weihnachtslied/Christmas carol), figurine illustrations (↗Krippe/manger) and customs (↗Adventskalender, ↗Adventskranz, ↗Christbaum) as in Germany.*

Weihnachtsgeschichte, die biblische Erzählung von der Geburt Jesu in ↗**Bethlehem,** in den Evangelien von Matthäus und Lukas im Neuen Testament:

Mit der Geburt Jesu Christi war es so: ↗**Maria,** seine Mutter, war mit ↗**Josef** verlobt; noch bevor sie zusammengekommen waren, zeigte sich, dass sie ein Kind erwartete – durch das Wirken des Heiligen Geistes. Josef, ihr Mann, der gerecht war und sie nicht bloßstellen wollte, beschloss, sich in aller Stille von ihr zu trennen. Während er noch darüber nachdachte, erschien ihm ein ↗**Engel** des Herrn im Traum und sagte: Josef, Sohn Davids, fürchte dich nicht, Maria als deine Frau zu dir zu nehmen; denn das Kind, das sie erwartet, ist vom Heiligen Geist. Sie wird einen Sohn gebären; ihm sollst du den Namen Jesus geben; denn er wird sein Volk von seinen Sünden erlösen. [...] Als Josef erwachte, tat er, was der Engel des Herrn ihm befohlen hatte, und nahm seine Frau zu sich. Er erkannte sie aber nicht, bis sie ihren Sohn gebar. Und er gab ihm den Namen Jesus.

Als Jesus zur Zeit des Königs ↗**Herodes** in ↗**Bethlehem** in Judäa geboren worden war, kamen Sterndeuter aus dem Osten nach Jerusalem und fragten: Wo ist der neugeborene König der Juden? Wir haben seinen ↗**Stern** aufgehen sehen und sind gekommen, um ihm zu huldigen. Als König Herodes das hörte, erschrak er und mit ihm ganz Jerusalem. Er ließ alle Hohenpriester und Schriftgelehrten des Volkes zusammenkommen und erkundigte sich bei ihnen, wo der ↗**Messias** geboren werden solle. Sie antworteten ihm: In Bethlehem in Judäa; denn so steht es bei dem Propheten [...].

Danach rief Herodes die Sterndeuter heimlich zu sich und ließ sich von ihnen genau sagen, wann der Stern erschienen war. Dann schickte er sie nach Bethlehem und sagte: Geht und forscht sorgfältig nach, wo das Kind ist; und wenn ihr es gefunden habt, berichtet mir, damit auch ich hingehe und ihm huldige. Nach diesen Worten des Königs machten sie sich auf den Weg. Und der Stern, den sie hatten aufgehen sehen, zog vor ihnen her bis zu dem Ort, wo das Kind war; dort blieb er stehen. Als sie den Stern sahen, wurden sie von sehr großer Freude erfüllt. Sie gingen in das Haus und sahen das Kind und

Maria, seine Mutter; da fielen sie nieder und huldigten ihm. Dann holten sie ihre Schätze hervor und brachten ihm ↗**Gold**, ↗**Weihrauch** und ↗**Myrrhe** als Gaben dar. Weil ihnen aber im Traum geboten wurde, nicht zu Herodes zurückzukehren, zogen sie auf einem anderen Weg heim in ihr Land.

Als die Sterndeuter wieder gegangen waren, erschien dem Josef im Traum ein Engel des Herrn und sagte: Steh auf, nimm das Kind und seine Mutter, und flieh nach Ägypten; dort bleibe, bis ich dir etwas anderes auftrage; denn Herodes wird das Kind suchen, um es zu töten. Da stand Josef in der Nacht auf und floh mit dem Kind und dessen Mutter nach Ägypten. Dort blieb er bis zum Tod des Herodes. [...]

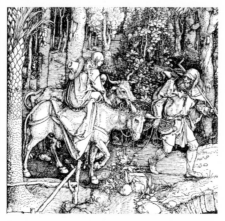

Als Herodes merkte, dass ihn die Sterndeuter getäuscht hatten, wurde er sehr zornig, und er ließ in Bethlehem und der ganzen Umgebung alle Knaben bis zum Alter von zwei Jahren töten, genau der Zeit entsprechend, die er von den Sterndeutern erfahren hatte.
(Matthäus 1, 18 – 2, 16.)

In jenen Tagen erließ Kaiser Augustus den Befehl, alle Bewohner des Reiches in Steuerlisten einzutragen. Dies geschah zum erstenmal; damals war Quirinius Statthalter von Syrien. Da ging jeder in seine Stadt, um sich eintragen zu lassen. So zog auch ↗**Josef** von der Stadt ↗**Nazaret** in Galiläa hinauf nach

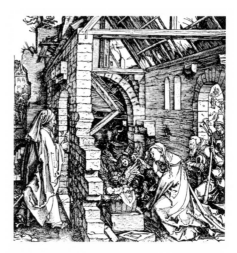

Judäa in die Stadt Davids, die ↗**Bethlehem** heißt; denn er war aus dem Haus und Geschlecht Davids. Er wollte sich eintragen lassen mit ↗**Maria**, seiner Verlobten, die ein Kind erwartete. Als sie dort waren, kam für Maria die Zeit ihrer Niederkunft, und sie gebar ihren Sohn, den Erstgeborenen. Sie wickelte ihn in Windeln und legte ihn in eine ↗**Krippe**, weil in der Herberge kein Platz für sie war.

In jener Gegend lagerten ↗**Hirten** auf freiem Feld und hielten Nachtwache bei ihrer Herde. Da trat der ↗**Engel** des Herrn zu ihnen, und der Glanz des Herrn umstrahlte sie. Sie fürchteten sich sehr, der Engel aber sagte zu ihnen: Fürchtet euch nicht, denn ich verkünde euch eine große Freude, die dem ganzen Volk zuteil werden soll: Heute ist euch in der Stadt Davids der Retter geboren; er ist der ↗**Messias**, der Herr. Und das soll euch als Zeichen dienen: Ihr werdet ein Kind finden, das, in Windeln gewickelt, in einer Krippe liegt. Und plötzlich war bei dem Engel ein großes himmlisches Heer, das Gott lobte und sprach: Verherrlicht ist Gott in der Höhe, und auf Erden ist Friede bei den Menschen seiner Gnade.

Als die Engel sie verlassen hatten und in den Himmel zurückgekehrt waren, sagten die Hirten zueinander: Kommt, wir gehen nach Bethlehem, um das Ereignis zu sehen, das uns der Herr verkünden ließ. So eilten sie hin und fanden Maria und Josef und das Kind, das in der Krippe lag. Als sie es sahen, erzählten sie, was ihnen über dieses Kind gesagt worden war. Und alle, die es hörten, staunten über die Worte der Hirten. Maria aber bewahrte alles, was geschehen war, in ihrem Herzen und dachte darüber nach. Die Hirten kehrten zurück, rühmten Gott und priesen ihn für das, was sie gehört und gesehen hatten; denn alles war so gewesen, wie es ihnen geweissagt worden war.

Als acht Tage vorüber waren und das Kind beschnitten werden sollte, gab man ihm den Namen Jesus, den der Engel genannt hatte, noch ehe das Kind im Schoß seiner Mutter empfangen wurde.

(Lukas 2, 1–21.)

Das Jahr 2003, in dem dieses Lexikon zur Weihnachtszeit erscheint, wurde zum „Jahr der Bibel" ausgerufen. Ob dies die Lektüre im „Buch der Bücher", das nach einem weit verbreiteten Vorurteil als schwer verdaulich gilt, gefördert hat, steht freilich in den ↗**Sternen**. Die vorstehende Wiedergabe der Weihnachtsgeschichte aus der Bibel soll jedenfalls auch dazu anregen, eins der lesenswertesten Werke der Weltliteratur wieder einmal zur Hand zu nehmen.

Engl.: **Christmas story**, *the biblical count of the birth of Jesus in ↗*Bethlehem*, in the gospels of Matthew and Luke in the New Testimony:*

*Now the birth of Jesus Christ was like this; for after his mother, Mary (↗*Maria*), was engaged to Joseph (↗*Josef*), before they came together, she was found pregnant by the Holy Spirit. Joseph, her husband, being a righteous man, and not willing to make her a public example, intended to put her away secretly. But when he thought about these things, behold, an angel (↗*Engel*) of the Lord appeared to him in a dream, saying, Joseph, son of David, don't be afraid to take to yourself Mary, your wife, for that which is conceived in her is of the Holy Spirit. She shall bring forth a son. You shall call his name Jesus, for it is he who shall save his peo-*

ple from their sins. [...] Joseph arose from his sleep, and did as the angel of the Lord commanded him, and took his wife to himself; and didn't know her sexually until she had brought forth her firstborn son. He named him Jesus.

*Now when Jesus was born in Bethlehem (↗*Bethlehem*) of Judea in the days of Herod (↗*Herodes*) the king, behold, wise men from the east came to Jerusalem, saying, "Where is he who is born King of the Jews? For we saw his star (↗*Stern*) in the east, and have come to worship him." When Herod the king heard it, he was troubled, and all Jerusalem with him. Gathering together all the chief priests and scribes of the people, he asked them where the Christ (↗*Christkind*) would be born. They said to him, "In Bethlehem of Judea, for thus it is written through the prophet [...]."*

*Then Herod secretly called the wise men, and learned from them exactly what time the star appeared. He sent them to Bethlehem, and said, "Go and search diligently for the young child. When you have found him, bring me word, so that I also may come and worship him." They, having heard the king, went their way; and behold, the star, which they saw in the east, went before them, until it came and stood over where the young child was. When they saw the star, they rejoiced with exceedingly great joy. They came into the house and saw the young child with Mary, his mother, and they fell down and worshiped him. Opening their treasures, they offered to him gifts: gold (↗*Gold*), frankincense (↗*Weihrauch*), and myrrh (↗*Myrrhe*). Being warned in a dream that they shouldn't return to Herod, they went back to their own country another way.*

Now when they had departed, behold, an angel of the Lord appeared to Joseph in a dream, saying, "Arise and take the young child and his mother, and flee into Egypt, and stay there until I tell you, for Herod will seek the young child to destroy him." He arose and took the young child and his mother by night, and departed into Egypt, and was there until the death of Herod [...].

Then Herod, when he saw that he was mocked by the wise men, was exceedingly angry, and sent out, and killed all the male children who were in

Bethlehem and in all the surrounding countryside, from two years old and under, according to the exact time which he had learned from the wise men. (Matthew 1, 18 – 2, 16.)

Now it happened in those days, that a decree went out from Caesar Augustus that all the world should be enrolled. This was the first enrollment made when Quirinius was governor of Syria. All went to enroll themselves, everyone to his own city. Joseph (↗ Josef) also went up from Galilee, out of the city of Nazareth (↗ Nazaret), into Judea, to the city of David, which is called Bethlehem, because he was of the house and family of David; to enroll himself with Mary, who was pledged to be married to him as wife, being pregnant. It happened, while they were there, that the day had come that she should give birth. She brought forth her firstborn son, and she wrapped him in bands of cloth, and laid him in a feeding trough, because there was no room for them in the inn.
There were shepherds (↗ Hirten) in the same country staying in the field, and keeping watch by night over their flock. Behold, an angel (↗ Engel) of the Lord stood by them, and the glory of the Lord shone around them, and they were terrified. The angel said to them, "Don't be afraid, for behold, I bring you good news of great joy which will be to all the people. For there is born to you, this day, in the city of David, a Savior, who is Christ the Lord. This is the sign to you: you will find a baby wrapped in strips of cloth, lying in a feeding trough." Suddenly, there was with the angel a multitude of the heavenly host praising God, and saying, "Glory to God in the highest, On earth peace, good will toward men."
It happened, when the angels went away from them into the sky, that the shepherds said one to another, "Let's go to Bethlehem, now, and see this thing that has happened, which the Lord has made known to us." They came with haste, and found both Mary and Joseph, and the baby was lying in the feeding trough. When they saw it, they publicized widely the saying which was spoken to them about this child. All who heard it wondered at the things which were spoken

to them by the shepherds. But Mary kept all these sayings, pondering them in her heart. The shepherds returned, glorifying and praising God for all the things that they had heard and seen, just as it was told them.
When eight days were fulfilled for the circumcision of the child, his name was called Jesus, which was given by the angel before he was conceived in the womb. (Luke 2, 1-21.)

The year 2003 in which this lexicon will be published has been pronounced the "Year of the Bible". Whether this in fact will promote reading the "Book of Books" which, according to widespread prejudice, is deemed no easy read, naturally is written in the stars (↗ Stern). The above rendition of the Christmas story from the Bible should in any event also serve as an enticement to take to one of the world's literary masterpieces.

Weihnachtslied, kirchliches und volkstümliches Lied zur Weihnachtszeit, an Sankt ↗ **Nikolaus,** in der ↗ **Christmette** oder unterm ↗ **Christbaum** gesungen. Eine Blütezeit erlebte das deutsche Weihnachtslied, dessen Ursprünge bis ins 12. Jahrhundert zurückreichen, im späten 18. und im 19. Jh. – Bekannte und noch heute gern gesungene Weihnachtslieder sind ↗ **Alle Jahre wieder;** *Am Weihnachtsbaum die Lichter brennen; Der Christbaum ist der schönste Baum; Es ist ein Ros' entsprungen; Es kommt ein Schiff geladen;* ↗ **Ihr Kinderlein kommet;** *Joseph, lieber Joseph mein;* ↗ **Kling, Glöckchen, klingelingeling;** ↗ **Kommet, ihr Hirten;** ↗ **Lasst uns froh und munter sein;** ↗ **Leise rieselt der Schnee;** *Macht hoch die Tür'; Maria durch ein' Dornwald ging;* ↗ **Morgen, Kinder, wird's was geben;** *Morgen kommt der Weihnachtsmann* (↗ **Weihnachtsmann**); ↗ **O du fröhliche;** ↗ **O Tannenbaum, wie grün sind deine Blätter;** *Sankt Nikl'aus komm in unser Haus;* ↗ **Schneeflöckchen, Weißröckchen;** *Still, still, still;* ↗ **Stille Nacht;** *Süßer die Glocken nie klingen* und ↗ **Vom Himmel hoch.** *Engl.:* **Christmas carol,** *church song and folk-tune sung during the Christmas period on St. Nicholas* (↗ **Nikolaus**), *during Christmas Mass* (↗ **Christ-**

mette) or underneath the Christmas tree (↗Christbaum). German Christmas carols, whose origins date back to the 12th century, flourished in the late 18th and in the 19th century. – Well-known Christmas carols which people enjoy singing until this day include ↗Alle Jahre wieder; Am Weihnachtsbaum die Lichter brennen; Der Christbaum ist der schönste Baum; Es ist ein Ros' entsprungen; Es kommt ein Schiff geladen; ↗Ihr Kinderlein kommet; Joseph, lieber Joseph mein; ↗Kling, Glöckchen, klingelingeling; ↗Kommet, ihr Hirten; ↗Lasst uns froh und munter sein; ↗Leise rieselt der Schnee; Macht hoch die Tür'; Maria durch ein' Dornwald ging; ↗Morgen, Kinder, wird's was geben; Morgen kommt der Weihnachtsmann (↗Weihnachtsmann); ↗O du fröhliche; ↗O Tannenbaum, wie grün sind deine Blätter; Sankt Nikl'aus komm in unser Haus; ↗Schneeflöckchen, Weißröckchen; Still, still, still; ↗Stille Nacht; Süßer die Glocken nie klingen and ↗Vom Himmel hoch.

Weihnachtsmahl, beendet am 1. Weihnachtstag die am 15. November (↗**Kalender**) beginnende Fastenzeit. Die Fruchtbarkeit, die sich auf das kommende Jahr übertragen sollte, wird durch das Essen von Fischgerichten (z. B. Heringssalat) am ↗**Heiligabend** herbeigeführt. Das gemeinsame Mahl (griech. Agape, „Liebes-

mahl"), zu dem auch die Armen eingeladen wurden, diente schon im frühen Christentum der Pflege der Gemeinschaft und geht vermutlich auf die röm. ↗**Saturnalien** zurück. Auf den Tisch kommt hierzulande häufig die Weihnachtsgans (↗**Gans**), in Amerika der Truthahn.

Engl.: Christmas dinner, ends on Christmas Day the fasting period started on November 15 (↗Kalender). The fruitfulness which is to translate to the following year is initiated by eating fish dishes (e.g. herring salad) on Christmas Eve (↗Heiligabend). The shared meal (Greek Agape, "brotherly love") to which the poor were also invited served in early Christianity to support the community and presumably dates back to the Roman Saturnalia (↗Saturnalien). In this country, a Christmas goose (↗Gans) is frequently served, in America it is the turkey.

Weihnachtsmann, löste als Gabenbringer zu Weihnachten Anfang des 19. Jh. das ↗**Christkind** ab, zunächst in protestantischen Ländern. Sein Vorbild ist der ↗**Nikolaus**. Zu großer Popularität verhalf ihm (ca. 1835) das Gedicht *Morgen kommt der Weihnachtsmann* von FRIEDRICH HOFFMANN VON FALLERSLEBEN (* 1798 † 1874), dem Dichter des Deutschlandlieds:

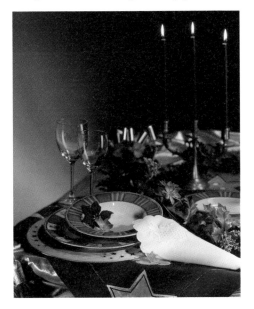

*(1) Morgen kommt der Weihnachtsmann,
kommt mit seinen Gaben.
Trommel, Pfeifen und Gewehr,
Fahn' und Säbel und noch mehr,
ja, ein ganzes Kriegesheer
möcht' ich gerne haben.*

*(2) Bring uns, lieber Weihnachtsmann,
bring auch morgen, bringe
einen Stall mit viel Getier,
Zottelbär und Panthertier,
Ross und Esel, Schaf und Stier,
lauter schöne Dinge.*

*(3) Doch du weißt ja unsern Wunsch,
kennst ja unsre Herzen.
Kinder, Vater und Mama,
auch sogar der Großpapa,
alle, alle sind wir da,
warten dein mit Schmerzen.*

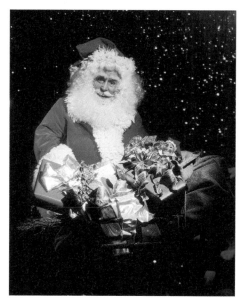

Da der Anfang mit der weihnachtlichen Botschaft „Friede auf Erden" nicht recht zusammenpasst, wurden die ersten beiden Strophen später von Hilger Schallehn umgedichtet:

(1) Morgen kommt der Weihnachtsmann,
kommt mit seinen Gaben.
Bunte Lichter, Silberzier,
Kind mit Krippe, Schaf und Stier,
Zottelbär und Pantertier
möcht' ich gerne haben.

(2) Bring uns, lieber Weihnachtsmann,
bring auch morgen, bringe
eine schöne Eisenbahn,
Bauernhof mit Huhn und Hahn,
einen Pfefferkuchenmann,
lauter schöne Dinge.

In dieser Form und zu der Melodie eines französischen Salonliedes ging das Gedicht in den Bestand gern gesungener ↗**Weihnachtslieder** ein.

Seinen roten Mantel verdankt der Weihnachtsmann übrigens der Coca-Cola-Company. 1932 beauftragte sie den Werbezeichner Haddon Sundblom damit, dem Weihnachtsmann zur Vermarktung ihres Erfrischungsgetränks ein möglichst sympathisches Outfit zu verleihen. Sundbloms pausbäckige Großvaterfigur – mit weißem Rauschebart, im roten Mantel mit weißem Pelzbesatz – hat unser Bild vom Weihnachtsmann geprägt und liefert inzwischen auch für heutige Nikolaus-Kostüme das allein glaubhafte Vorbild.

Engl.: **Santa Claus,** *as the bringer of gifts he replaced the Christ-child (↗***Christkind***) at Christmas in the early 19th Century, initially in Protestant countries. Its model is St. Nicholas (↗***Nikolaus***). He acquired major popularity (ca. 1835) through the poem Morgen kommt der Weihnachtsmann (Santa is coming tomorrow) by Friedrich Hoffmann von Fallersleben (*1798 †1874), the writer of the German National Anthem:*

(1) Santa is coming tomorrow / bringing all his gifts. / Drums, whistles and rifle, / flags and sabers and more, / yes, an entire army / that is what I wish. (2) Bring us dear Santa, / bring tomorrow to us, bring / a stable filled with animals, / shaggy bear and panther, / horse and donkey, sheep and bull, / plenty of nice things. (3) But you know our wishes / know our hearts. / Children, Father, Mother, / even grand papa / all of us are here / waiting and pining for you.

Since the beginning does not quite correspond with the Christmas message of "peace on earth" the first two verses were later rewritten by Hilger Schallehn:

(1) Santa is coming tomorrow / bringing all his gifts. / Colorful lights, silver decoration, / Child in manger, sheep and bull, / shaggy bear and panther / that is what I wish. (2) Bring us, dear Santa / bring tomorrow to us, bring / a lovely railway set / farm with chicken and rooster / a gingerbread man, / plenty of nice things.

*This version combined with the melody of a French society song made the poem enter the list of merrily enjoyed Christmas carols (↗***Weihnachtslieder***).*

Santa owes his red coat to the Coca-Cola-Company. In 1932 it commissioned the graphic artist Haddon Sundblom to give Santa a likeable outfit to help them sell their refreshing beverage. Sundblom's chubby cheeked grandfather figure – with a long white beard, in a red coat trimmed with white fur – has marked our image of Santa Claus and these days offers the exclusive credible example for all St. Nicholas (↗Nikolaus) costumes.

Weihnachtsmarkt, saisonnaler Verkaufsplatz für ↗**Christbaumschmuck,** weihnachtliches Gebäck (↗**backen**) und Geschenke für die ↗**Bescherung.** Der älteste deutsche Weihnachtsmarkt ist der Dresdner Striezelmarkt, der 1434 erstmals urkundlich erwähnt wird. Auch der Nürnberger Christkindlesmarkt lässt sich bis in die Mitte des 16. Jh. zurückverfolgen. Heute gibt es Weihnachtsmärkte fast in jeder größeren deutschen Stadt. Im Internet sind 63 Weihnachtsmärke – von Aachen bis Wuppertal – mit einer eigenen Homepage vertreten.

*Engl.: **Christmas fair,** seasonal retail location for Christmas tree decoration (↗Christbaumschmuck), Christmas cakes and pastries (↗backen/bake) and gifts for the ↗Bescherung. Germany's oldest Christmas fair is the Dresdner Striezelmarkt, which is documented for the first time in 1434. The Nuremburg Christkindlesmarkt can be traced back to the mid-16th century. Today, there are Christmas fairs in almost any larger German city. Some 63 Christmas fairs are represented on the Internet – from Aachen to Wuppertal – with their own Homepage.*

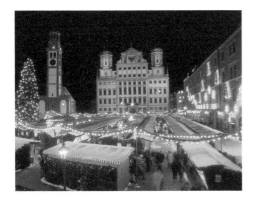

Weihnachtsstimmung, durch eine Vielzahl äußerer Umstände – Gerüche (↗**Duft**), ↗**Weihnachtslieder,** Kerzenschein (↗**Kerzen**), einen liebevoll geschmückten ↗**Christbaum** und das

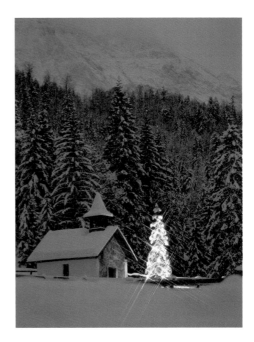

passende Wetter (↗**Schnee**) – hervorgerufenes, friedvolles und glückhaftes Empfinden. Dagegen ist eine übertriebene Fixierung auf die materiellen Aspekte des Weihnachtsfests (↗**Geschenke**) der Weihnachtsstimmung eher abträglich. Das Zustandekommen einer echten Weihnachtsstimmung wird oft von ↗**Tränen** (der Rührung) angezeigt.

*Engl.: **Christmas atmosphere,** a peaceful and happy sensation evoked by a number of external circumstances – aromas (↗Duft), Christmas carols (↗Weihnachtslieder), candle light (↗Kerze), a lovingly decorated Christmas tree (↗Christbaum) and the right weather (↗Schnee). Contrary to this, an excessive fixation on the material issues of the Christmas festivities, such as on gifts (↗Geschenke), tends to be rather harmful to the Christmas atmosphere. A successful Christmas atmosphere is often indicated by tears (↗Tränen) (of emotion).*

Weihrauch, Olibanum (von lat. oleum libani, „Öl der Weihrauchstaude"), der eingetrocknete Wundbalsam von Pflanzen der Art Boswilla, der in arabischen Ländern in Form von gelben Harztropfen geerntet wird. Schon bei den Ägyptern und Babyloniern war der Gebrauch des

Weihrauchs als Räuchermittel verbreitet. Neben ↗**Gold** und ↗**Myrrhe** eins der drei Geschenke der ↗**Heiligen Drei Könige** an das ↗**Christkind**.

Engl.: **frankincense**, *Olibanum (f. Latin oleum libani, "oil of the frankincense tree"), the dried wound balm of the Boswellia variety, which is harvested in Arabic countries in the shape of yellow resin drops. Among Egyptians and Babylonians frankincense was already familiar incense. Next to ↗Gold and ↗Myrrhe, it is one of the three gifts by the Three Kings (↗Heiligen Drei Könige) to the Christ-child (↗Christkind).*

winter solstice ↗Wintersonnwende

Wintersonnwende, lat. solstitium, der Zeitpunkt, zu dem die Sonne während ihrer scheinbaren jährlichen Bewegung an der Himmelskugel ihren kleinsten Winkelabstand zum Himmelsäquator hat; daher auf der Nordhalbkugel der Erde kürzester (Sonnen-)Tag des Jahres, meist am 21. Dezember (Winteranfang). In Rom war die Wintersonnwende dem Gott MITHRAS heilig (↗**Saturnalien**), bei den Germanen wurde in dieser Zeit das ↗**Julfest** begangen (↗**Raunächte**).

Engl.: **winter solstice**, *Lat. solstitium, the occasion when the sun reaches its lowest point to the celestial equator during its seemingly annual movement in the celestial sphere; as a result the shortest day of the year on the northern hemisphere, usually December 21 (beginning of winter). In Rome the winter solstice was sacred to God Mithras (↗Saturnalien), among the Germanics the Yule-tide festivities were celebrated during these days (↗Raunächte).*

wish list ↗Wunschzettel
wrapping ↗Verpackung

Wunschzettel, schriftl. Dokument zur Übermittlung von Geschenkwünschen an das ↗**Christkind** oder den ↗**Weihnachtsmann**. Der Wunschzettel wird gewöhnlich unters Kopfkissen gelegt und ist am nächsten Morgen wunderbarerweise verschwunden. Wenn der Verfasser des Wunschzettels statt der erwünschten Pumpgun unterm ↗**Christbaum** eine Tüte Popcorn

vorfindet, sollte er bis zum nächsten Weihnachtsfest an der Verbesserung seiner Handschrift arbeiten.

Engl.: **wish list**, *written document to hand a list of wishes to the Christ-child (↗Christkind) or Santa Claus (↗Weihnachtsmann). The wish list is usually placed under the pillow and miraculously disappears overnight. If the writer of the wish list finds instead of the requested pump gun a bag of popcorn underneath the Christmas tree (↗Christbaum) he should work on his handwriting for the next Christmas festivities.*

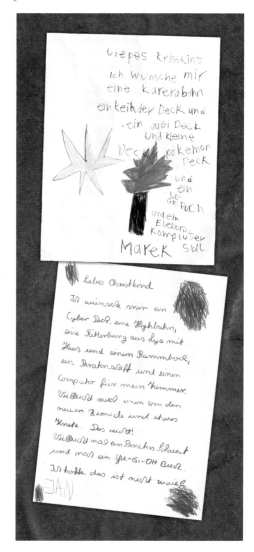

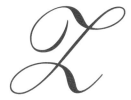

Zimtsterne, klassisches deutsches Weihnachtsgebäck (↗**backen**), dessen Geschmack – wie der
Name schon sagt – von dem ↗**Gewürz** Zimt
bestimmt wird und dessen Form an den ↗**Stern**
von ↗**Bethlehem** erinnern soll.

Rezept: Zimtsterne (für ca. 60 Stück)
Zutaten:
6 Eiweiß
550 g Puderzucker
geriebene Schale von 1 Zitrone
3 Teelöffel Zimt
500 g ungeschälte geriebene Mandeln
zum Ausrollen:
100 g feiner Zucker
100 g geriebene Mandeln
Butter zum Einfetten des Backblechs

Eiweiß mit dem Handrührgerät zu steifem
Schnee schlagen, mit dem Puderzucker und
der geriebenen Zitronenschale zu einer dicke
Schaummasse vermengen. Von der Schaummasse eine Tasse für die Glasur beiseite stel-
len. Die Masse mit Zimt und 500 g Mandeln
mischen.
Zucker und 100 g geriebene Mandeln
mischen und auf der Arbeitsfläche gleich-
mäßig ausstreuen. Die Mandelschaummasse
fingerdick auf der Zucker-Mandelmischung
ausrollen. Mit Ausstechförmchen Sterne ausstechen und auf ein mit Backpapier ausgelegtes Backblech legen. Über Nacht antrocknen
lassen. Am nächsten Tag die beiseite gestellte
Glasur durchrühren und die Sterne damit
bestreichen. Die Glasur antrocknen lassen.
Den Backofen auf 150–160 °C vorheizen und
die Sterne auf der mittleren Schiene etwa
ca. 7–10 Minuten backen, so dass die Sterne
an der Oberfläche noch weiß sind.

Engl.: **cinnamon stars,** *classic German Christmas
cookies (↗backen), whose flavor – as indicated by
the name – is determined by the spice of cinnamon
(↗Gewürz) and whose shape is to serve as a reminder of the star (↗Stern) of ↗Bethlehem.*

*Recipe: Zimtsterne
(for around 60 cinnamon stars)
Ingredients:
6 egg whites
550 g icing sugar
Grated peel of 1 lemon
3 tsp cinnamon
500 g ground almonds
for rolling out:
100 g fine sugar
100 g ground almonds
Butter to grease the baking tray*

*Beat the egg whites with a mixer until stiff, then
blend in the icing sugar and the grated lemon peel
to make a thick creamy mixture. Put
one cup of the mixture aside
for the glaze. Combine
the remaining mix-
ture with cinnamon
and 500 g almonds.
Mix the sugar and 100 g
ground almonds and distribute evenly on
a work surface. Roll the almond cream finger-
thick onto the sugar almond blend. Cut little stars
with a star-shaped cutter and place onto a baking
tray lined with not-stick paper. Allow to dry over
night. The next day, stir the glaze put aside and
then brush the stars with it. Allow the glaze to
dry. Pre-heat the oven to 150–160 °C and bake
the stars at the center of the oven for around 7–10
minutes so that the surface of the stars is still
white.*